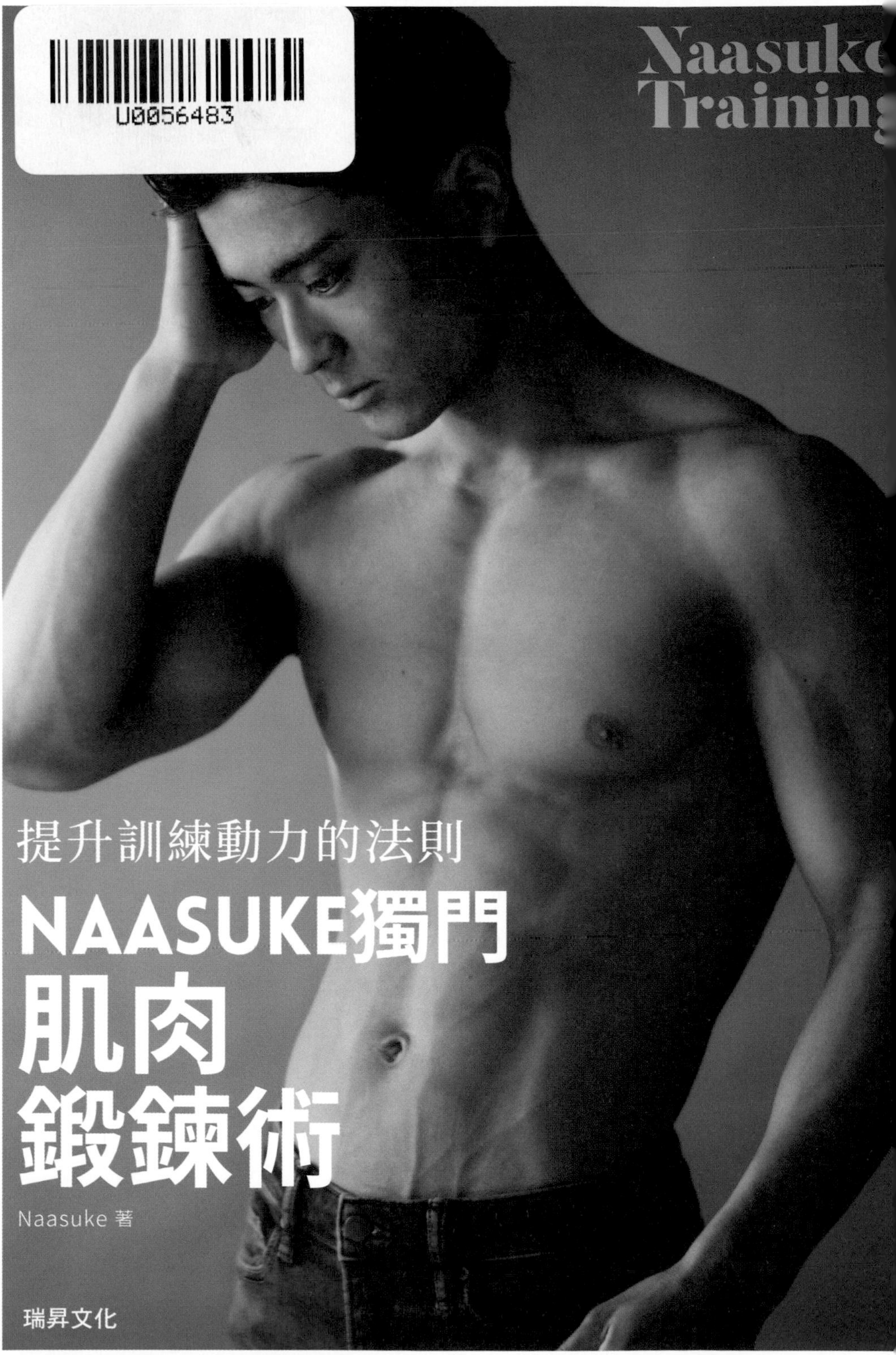

Naasuke Training

提升訓練動力的法則

NAASUKE獨門肌肉鍛鍊術

Naasuke 著

瑞昇文化

“初次見面，我是Naasuke。”

初次見面，我是Naasuke。

現在的我，會在YouTube上發布健身影片，同時也經營健身房事業。

我從十多歲的年紀開始，就對自己的身體感到自卑，每次照鏡子，看到單薄的身材都十分絕望……不過我也一直期望在未來能改善自己的身型。日後，21歲的我與健身相遇，也開始感受到改變體態的樂趣。

骨瘦如柴的我，認識了一群也想打造理想體態的夥伴們，並吸收許多健身的知識，甚至練出了能參加健身賽事的體格。

正因為如此，如果有人也想要「改變自己」，我希望能成為在他背後支持他的幫手。

經常聽到有人說人生只有一次！若是能在這段人生歷程中練就理想的體型，不只是心境會起變化，每日的行動、人生，也一定會有所改變。

我現在的人生意義，就是陪伴他人一步步改變，並期待看見他的笑容。

如果能透過這本書，為各位帶來些許的幫助，那就太令人高興了。

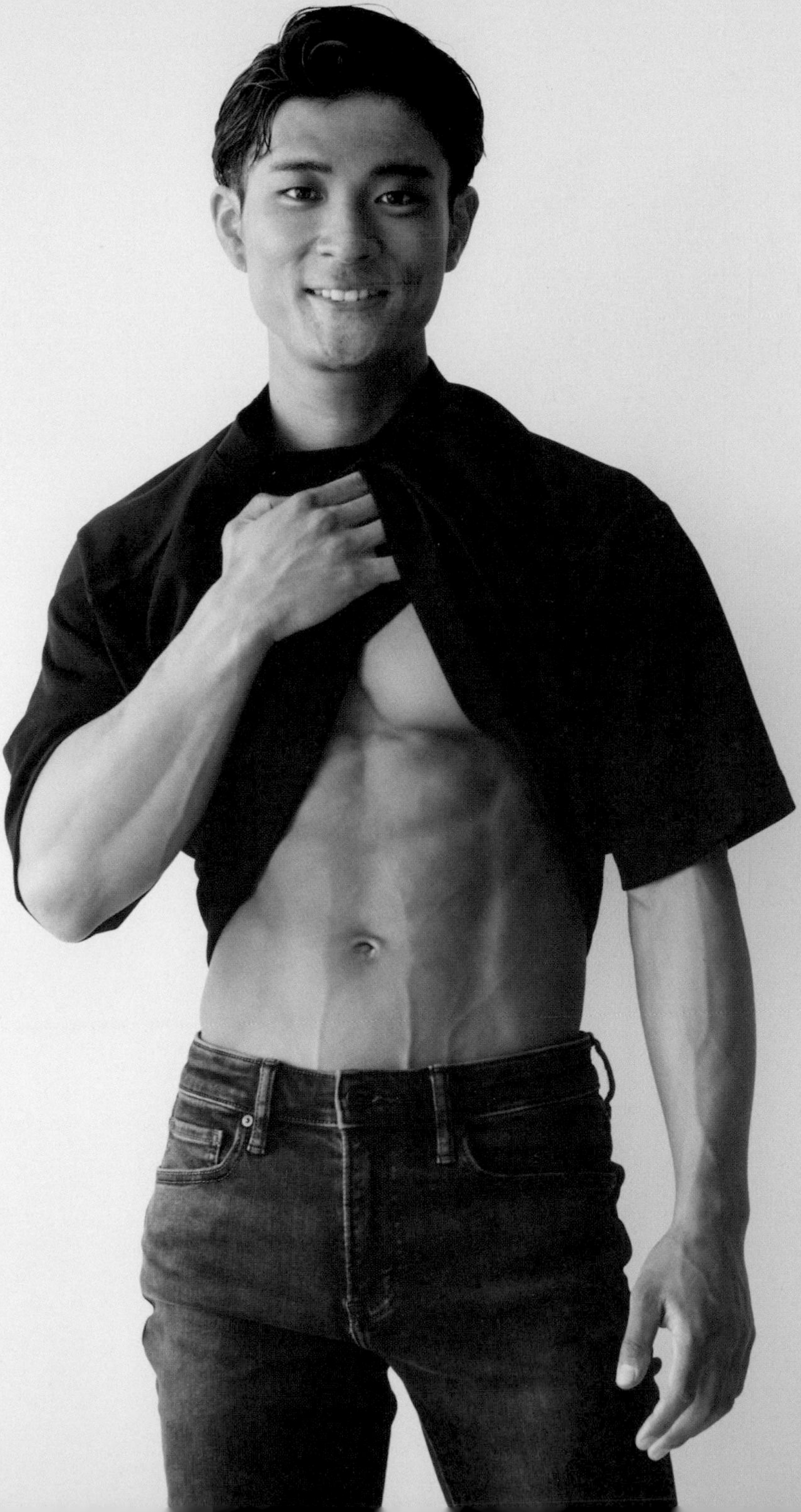

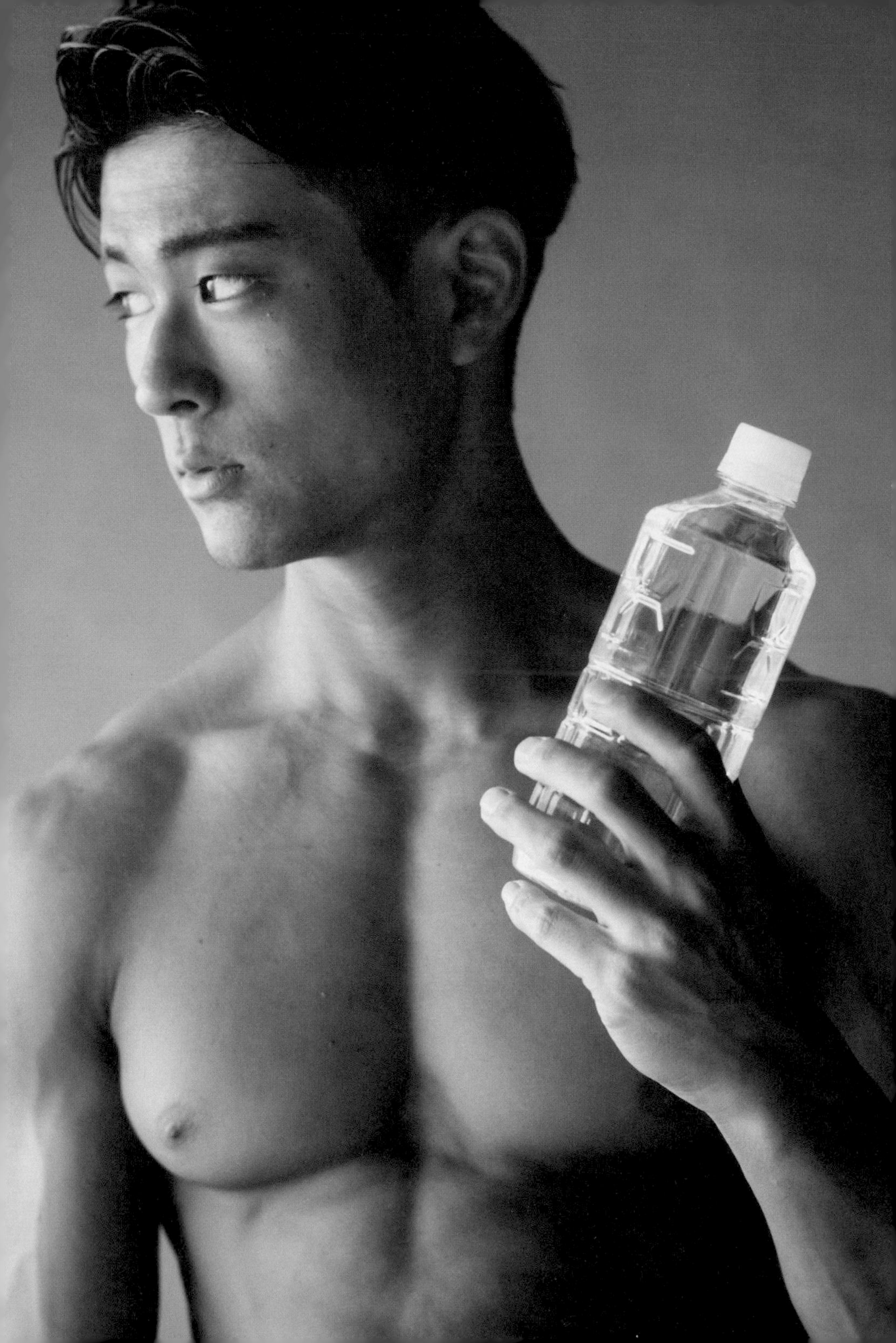

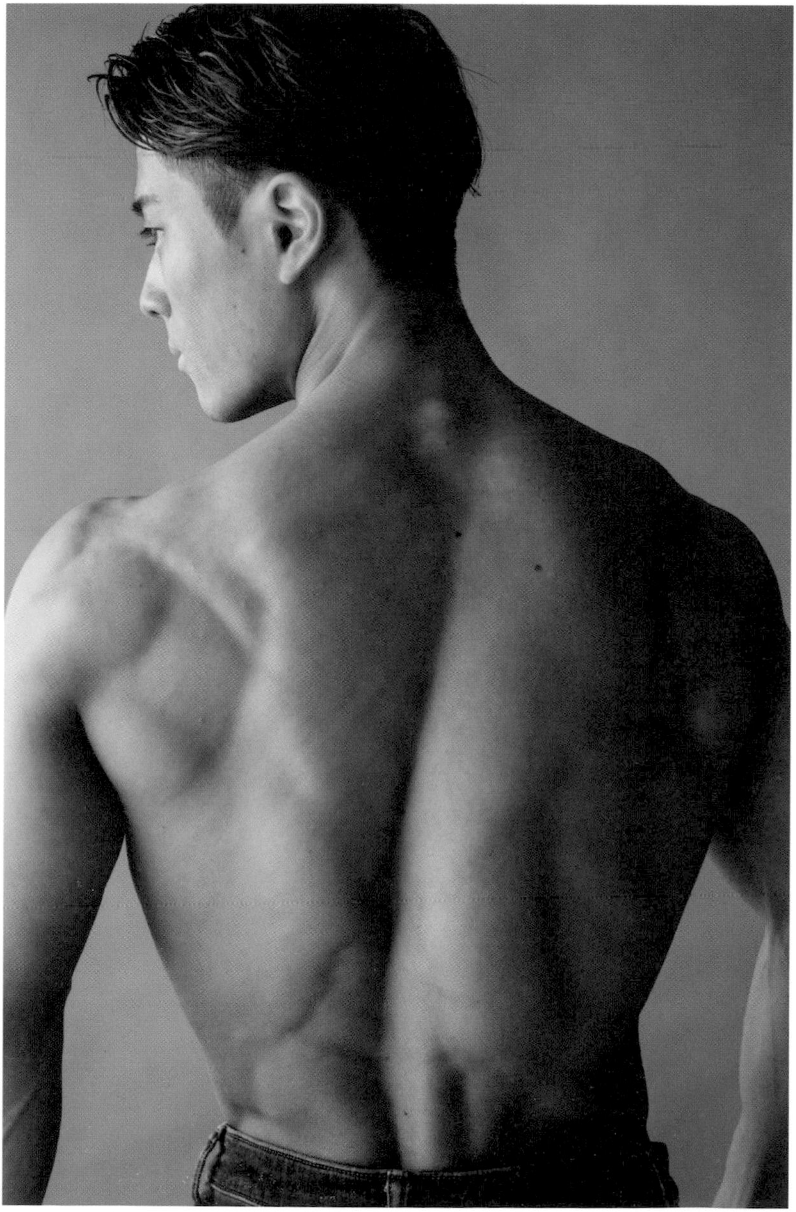

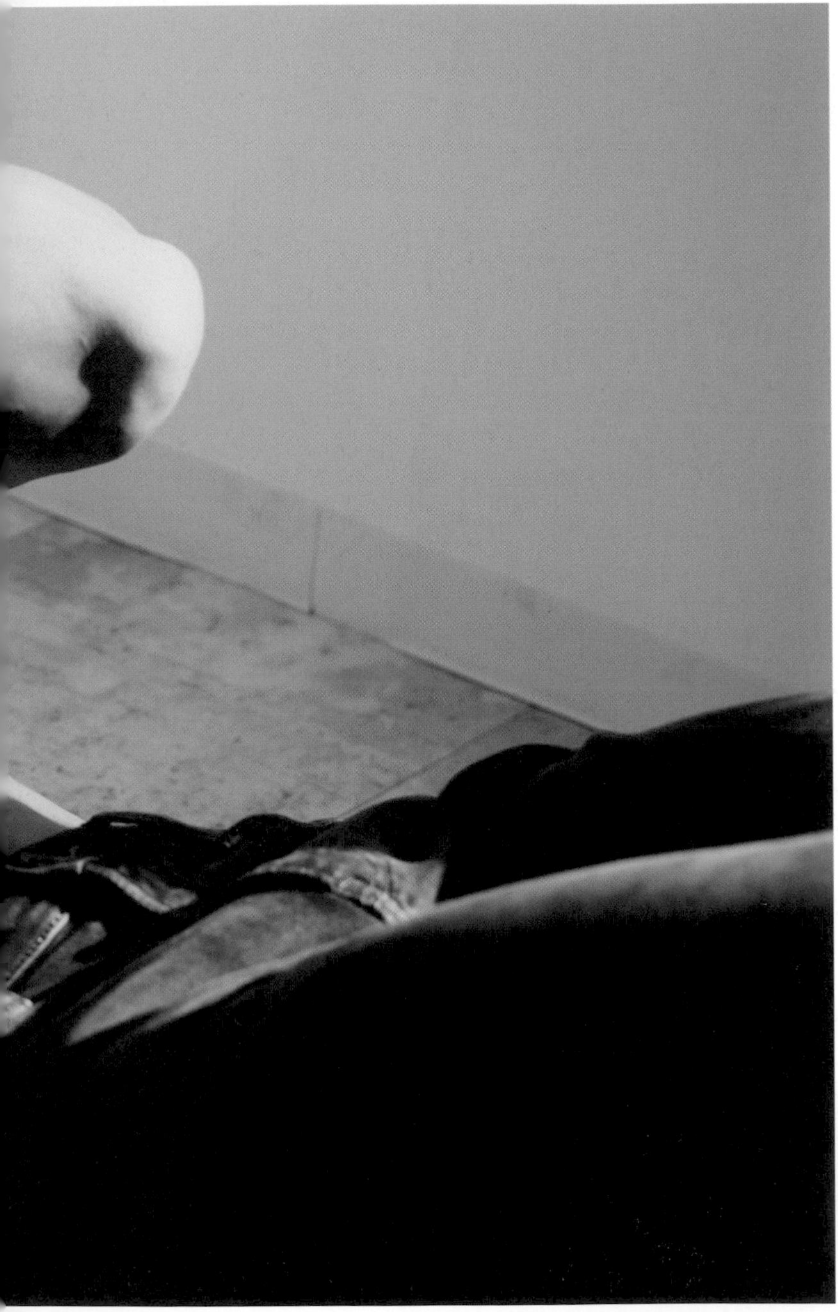

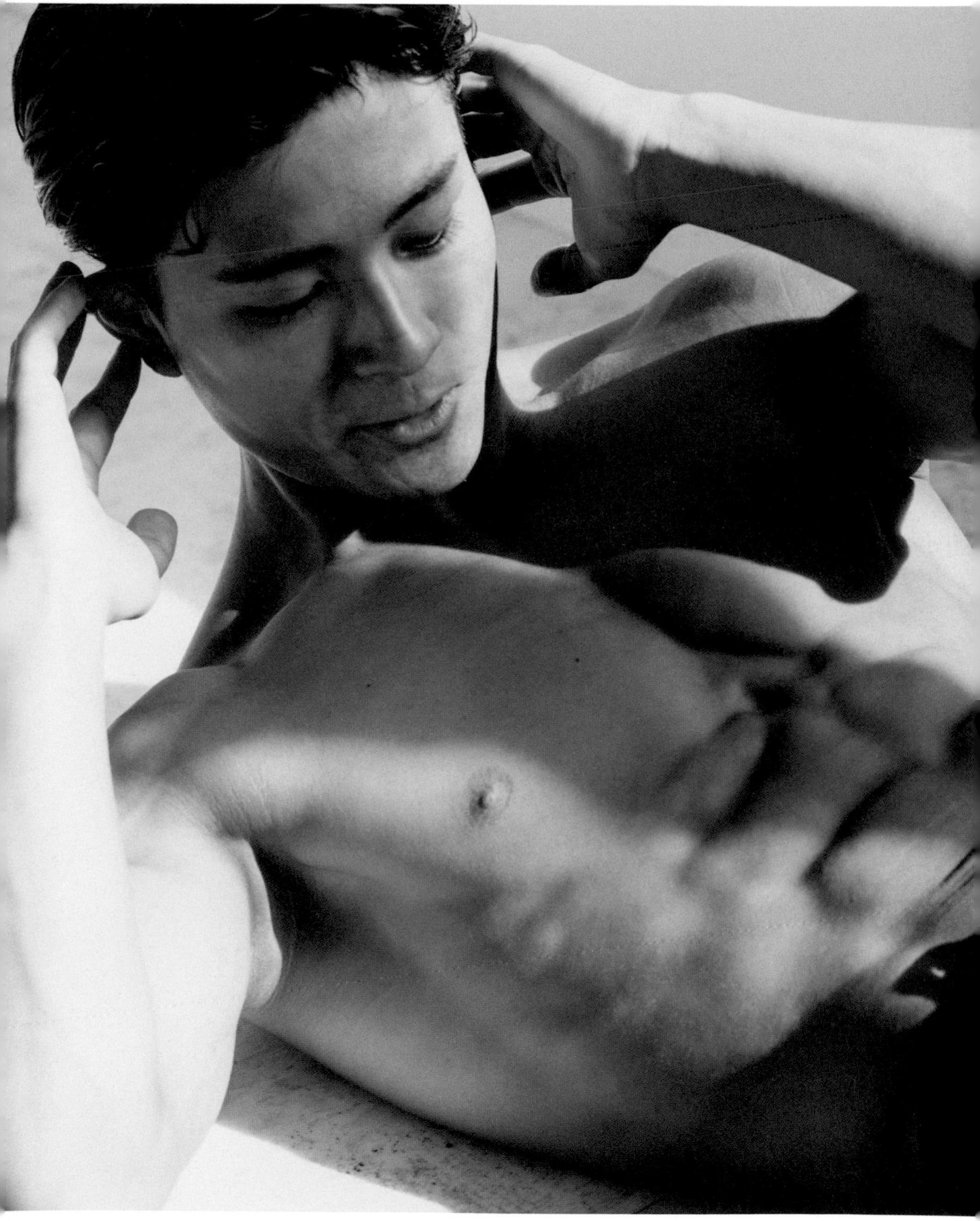

66

雕塑體態就像是

「長跑」。

不能一開始就暴衝。

99

「雖然我對雕塑體態有興趣，但總是缺乏動力」

「三天捕魚，兩天曬網……」

經常會聽到有人這麼說呢。

我認為造成半途而廢的原因，在於實踐的難度設定得太高了。改變體態最基本的概念就是「長跑」。若一開始就暴衝，是無法跑完長距離的。慢慢來也沒關係，照著自己的速度，穩定地往前進才是最重要的。

要是突然開始斷食、或是一下子就挑戰正規的重訓或慢跑，怎麼想都是持續不了的。首先嘗試難度較低的活動即可，像是「散步」、「1分鐘仰臥起坐」。

不論是誰，都會有「今天太累了動不了……」的日子吧。即便如此，我也會鼓勵自己「1分鐘也好、1次也好，只要不是什麼都不做就好！」，就這樣維持到今天。

不是正規的訓練就沒意義、不是0就是100，這類的想法是行不通的。從「1次仰臥起坐」開始也沒有關係，你願意和我一起踏出腳步，朝著邁向理想體態這個目標前進嗎？

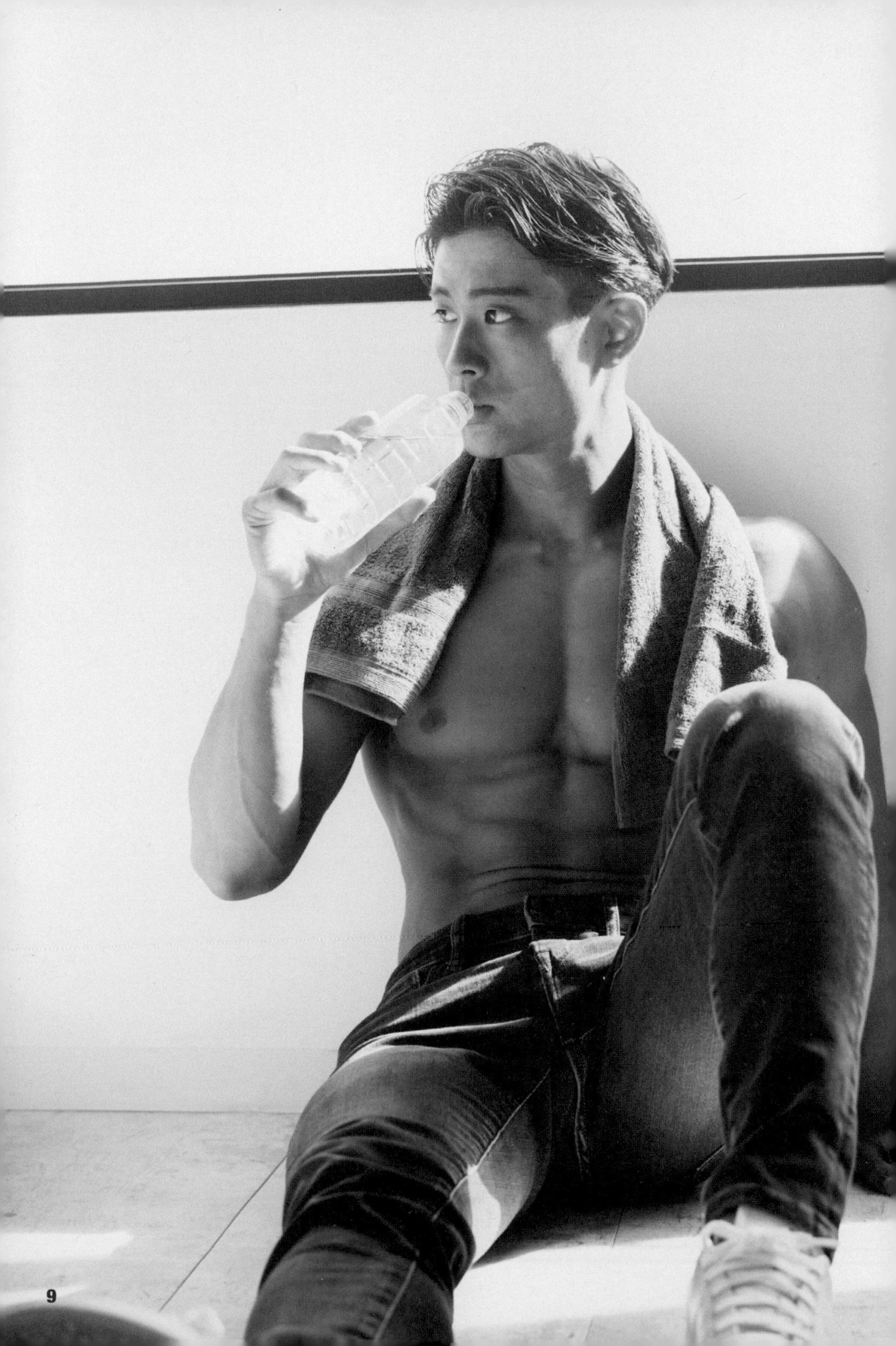

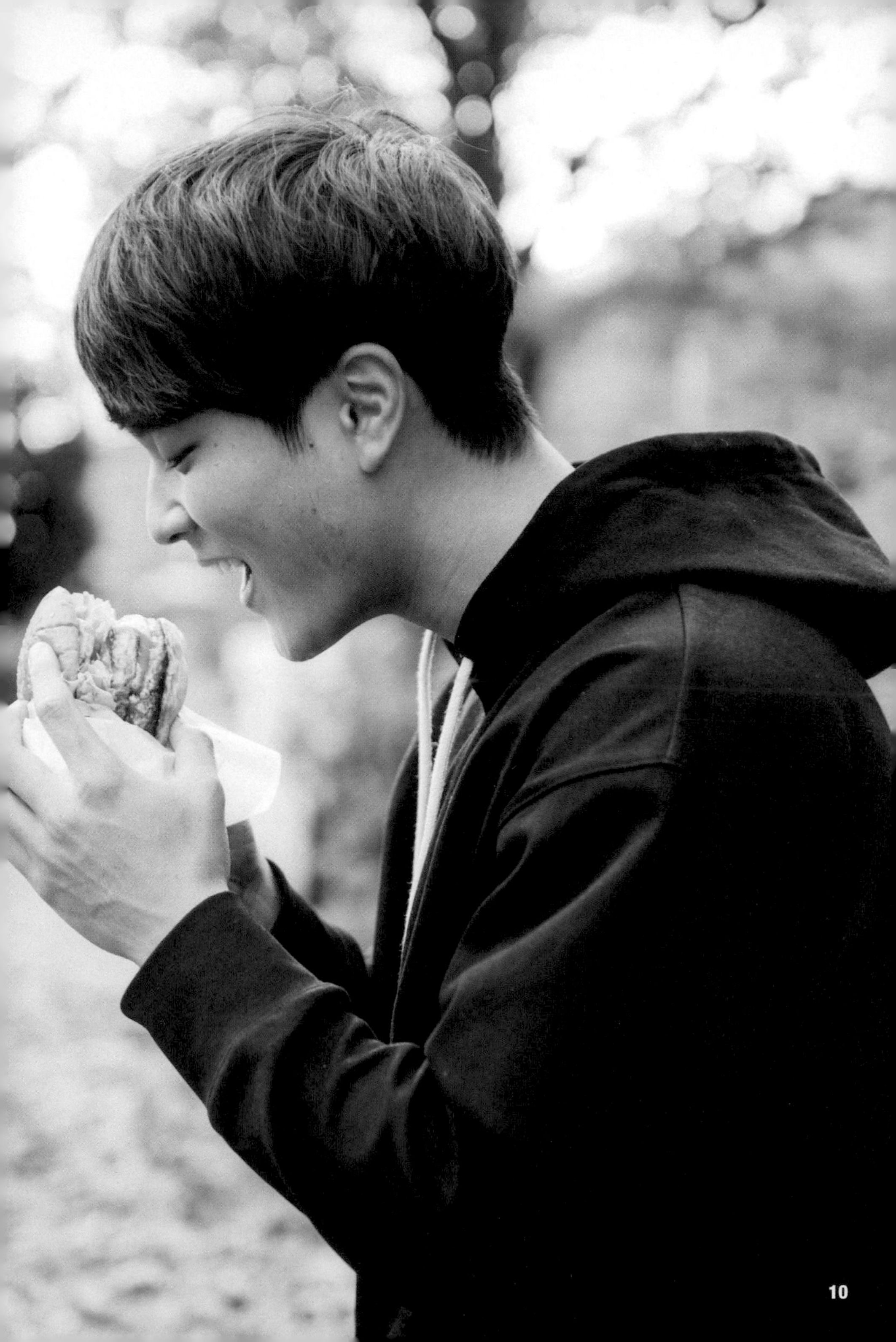

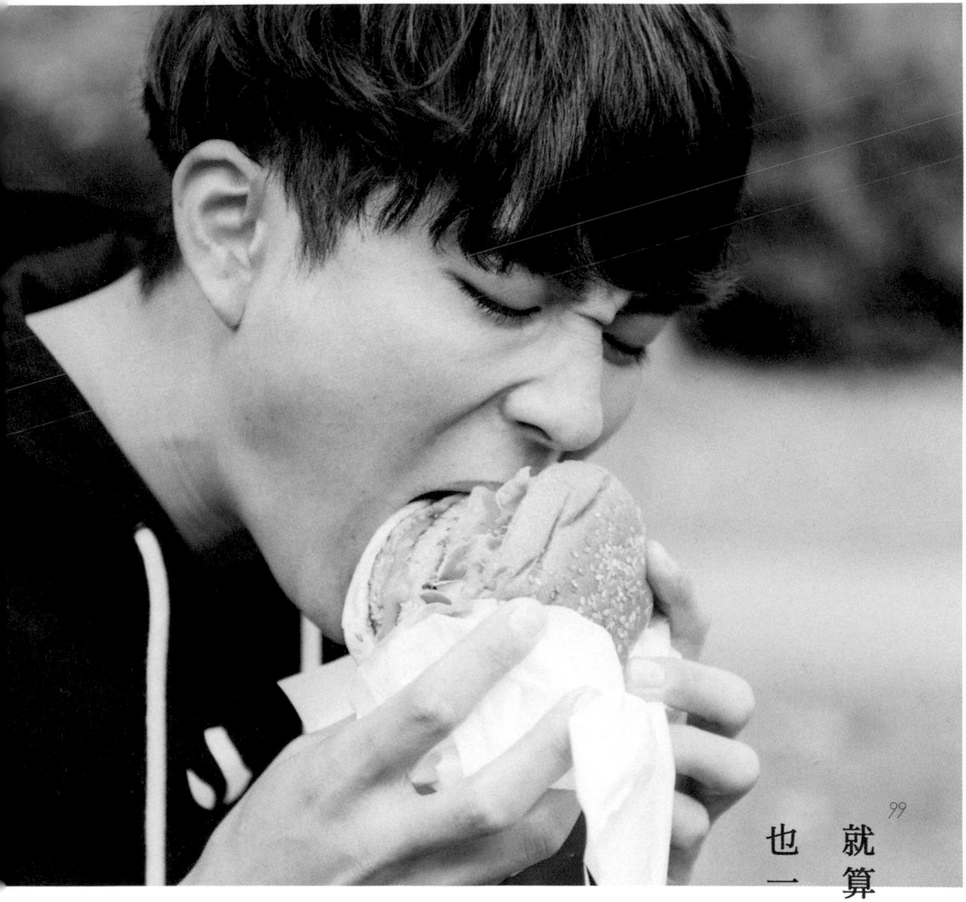

“就算爆吃，
也一定能
瘦下來！”

"一開始先
找到一件能
堅持到底的事情
是最重要的！"

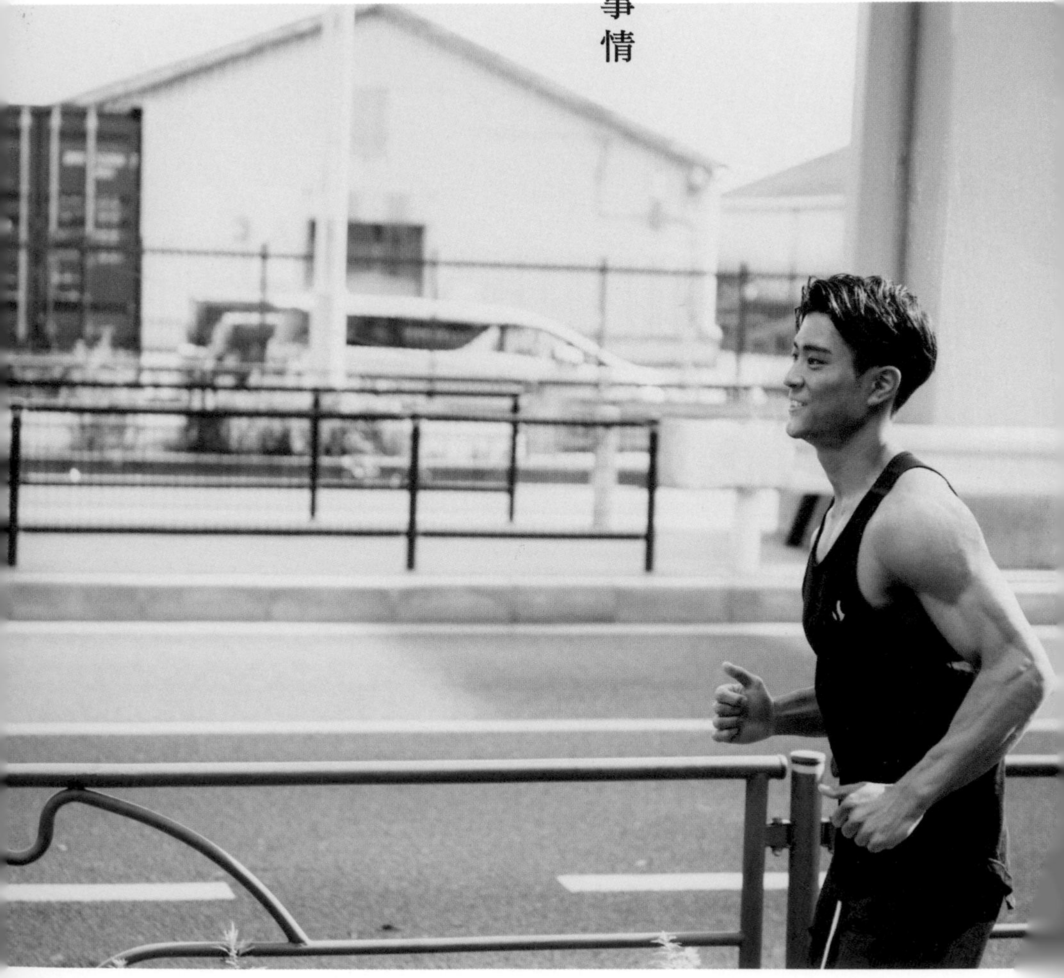

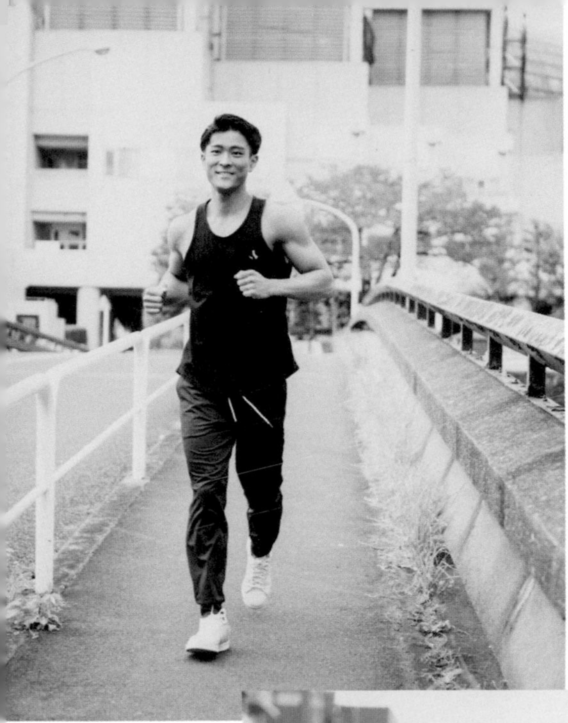

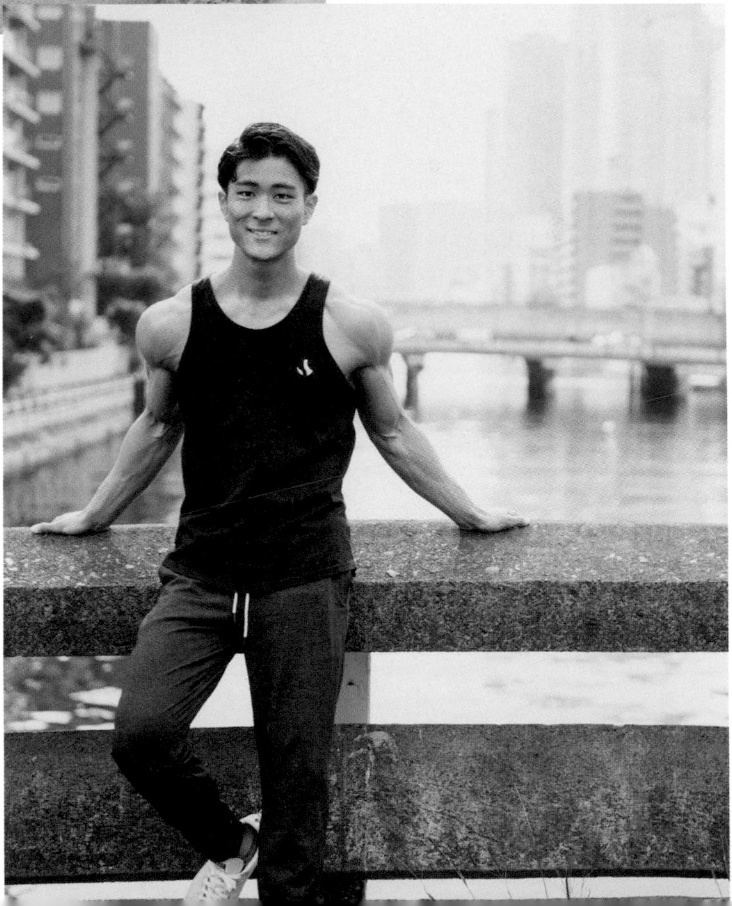

「持之以恆」是雕塑體態的關鍵。首先找到一件能讓你堅持到底的事吧。我最初執行體態雕塑時，是從「每天喝1杯乳清蛋白」開始的，連運動都還稱不上（笑）。不過這樣持續1週後，體重開始增加了。雖然只是小小的變化，但對於一直以來都骨瘦如柴的我來說，已經很開心了。

只是喝乳清蛋白就可以帶來這麼大的改變，那麼開始健身的話，應該有機會練出好身材……念頭一來，我便開始嘗試在家裡做仰臥起坐。

雖然只是短短的幾分鐘，但是持續1週後我就感受到身體越來越緊實

> “只要有互相支持的伙伴，
> **動力就會提升**
> 便能繼續堅持下去。”

了，接著便開始認真上健身房。只要體態開始改變，動力就絕對會隨之提升，也開始會考慮「再增加一些蛋白質的量吧」、「接下來再做個5分鐘吧」。

也有可能你持續努力了一段時間後，身體卻沒有太明顯的變化。這種時候伙伴就是你的救星。可以和家人或朋友一起健身，或是在線上健身房找同伴。只要有互相支持的伙伴，絕對能提升運動的動力，讓你堅持下去喔。

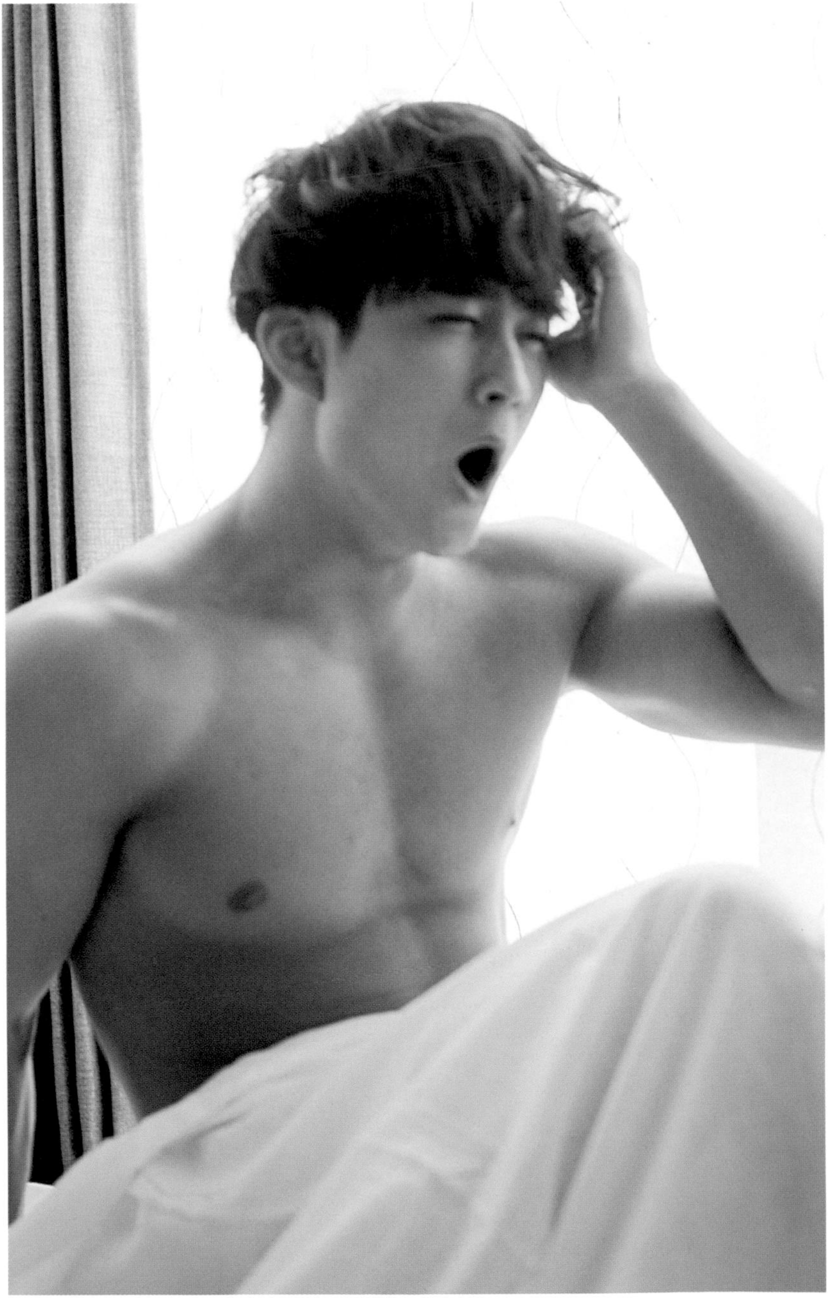

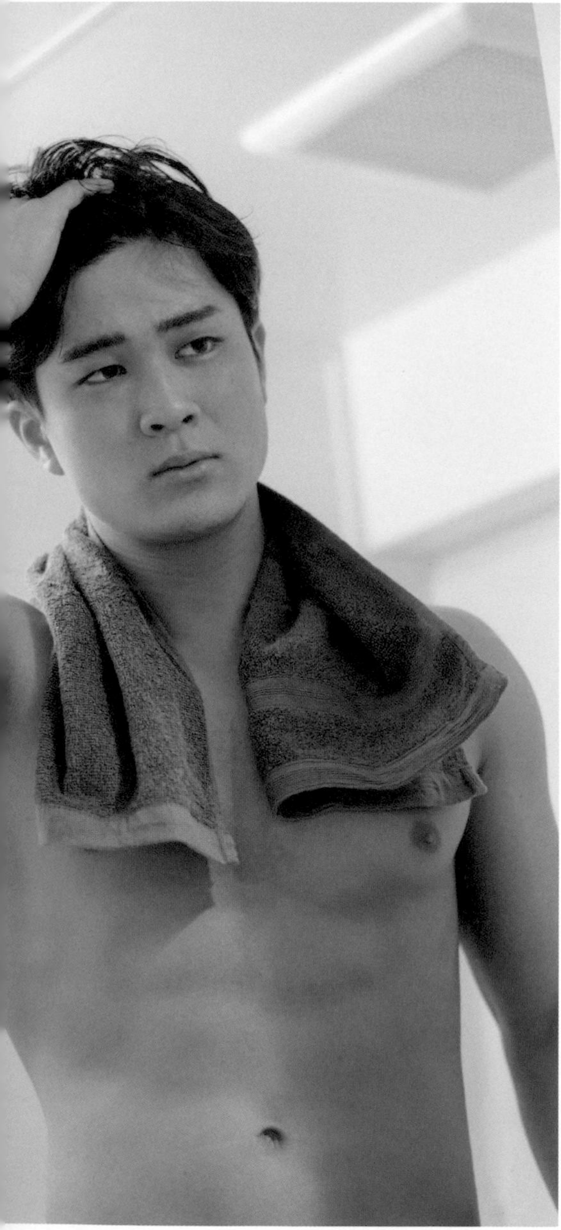

“不要勉強自己，
不做不擅長的事！
休息充電也很重要!!”

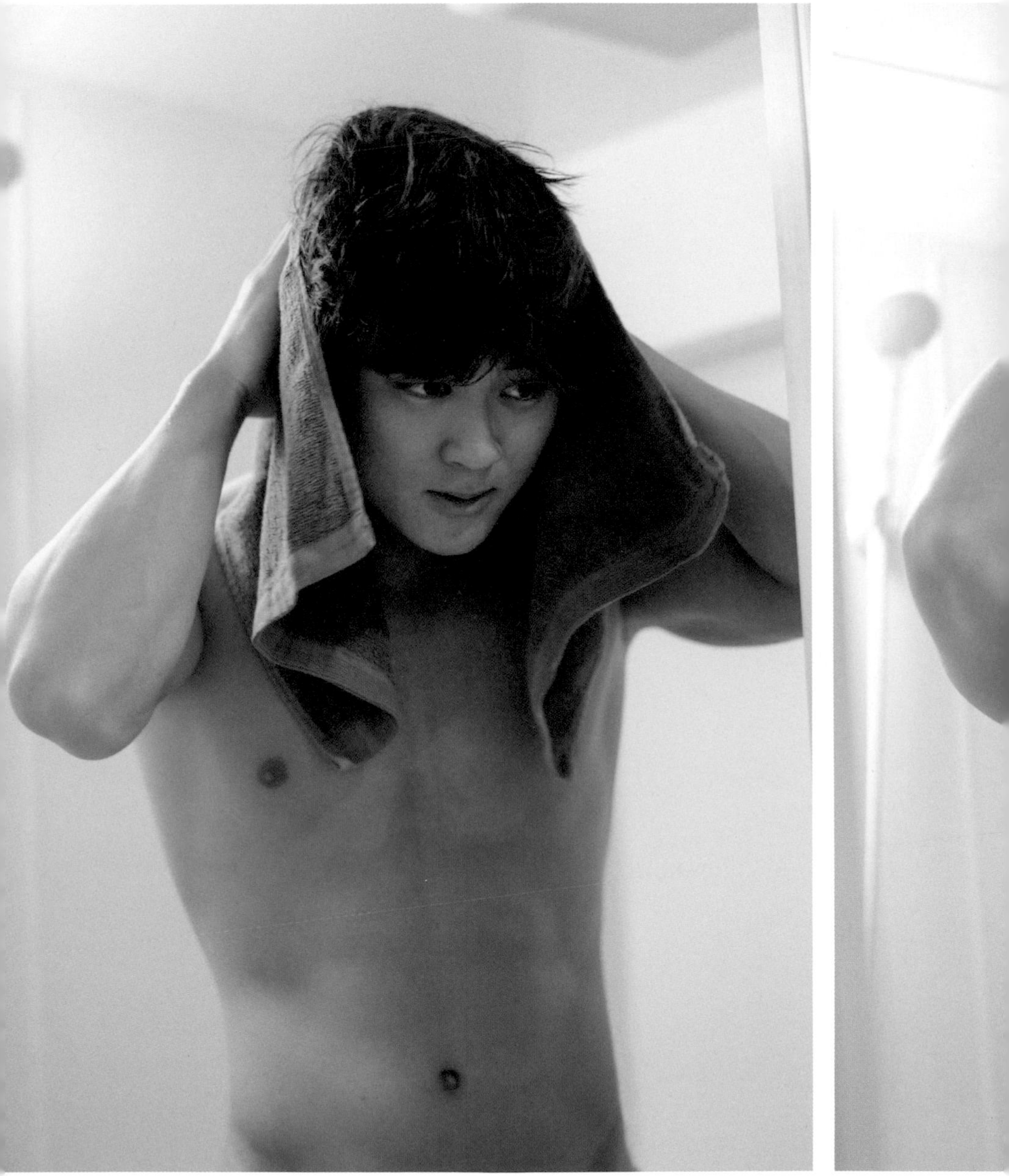

雖然我在社群網站或是YouTube是給予各位建議的角色，但其實我本質是很不願意吃苦的人。在鍛鍊肌肉時，也會跳過那些看起來「很討厭」、「很辛苦」的項目，像是我不擅長的臥推，一直到現在也還是很想逃避。

因此，取而代之的是「雖然會有點辛苦，但能伸展肌肉的感覺很舒暢」的訓練項目，這麼一來就能堅持下去了。沒錯，單純只是做自己能做到的，身體就會產生改變喔。

現在我的目標，是練出美麗的倒三角體格，並於體態美感的競賽「健體」（註：國內外舉辦的健身賽裡的其中1個項目）獲勝。為了達到這個目標，我每天都在思考如何調整訓練項目及飲食。

當然，理想的體態因人而異，大家不必跟我設定一樣的目標。

只是，為自己訂立目標是必要的，這樣就能夠幫助自己堅持下去。

即使無法很快速地抵達終點，「享受那段過程」才是重要的。大家只要一邊懷抱興致，一邊慢慢向前進，未來的某天，一定能達成理想的體態。

“接近理想的體態。

希望這段過程

能夠讓你感到享受。”

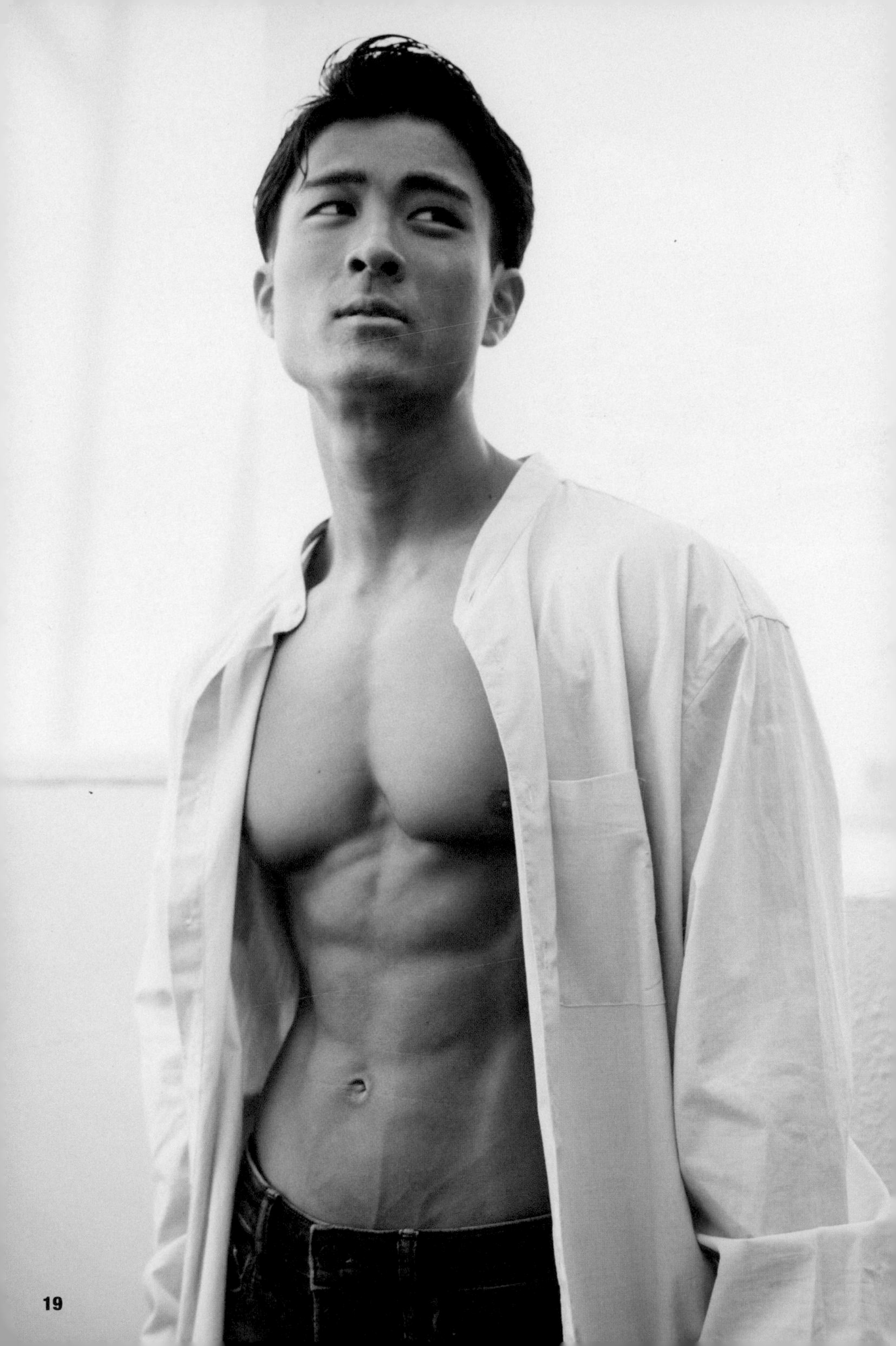

提升訓練動力的法則
NAASUKE 獨門肌肉鍛鍊術

Contents

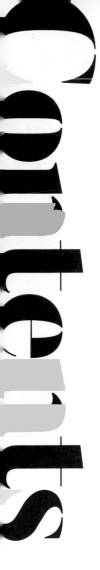

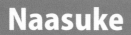

Naasuke

身體數據

DATA

年齡	24 歲
身高	174 cm
體重	70 kg
體脂肪率	3~10 %
肌肉量	61 kg
BMI	23.12
基礎代謝	1800 kcal

以上的數據為平均值，體重在減量期會降至 64kg，增量期則是 80kg。很多人稱讚我「平衡度很好」，但我的體態還在進化中。目標是更加理想的體態，我必須繼續鍛鍊！

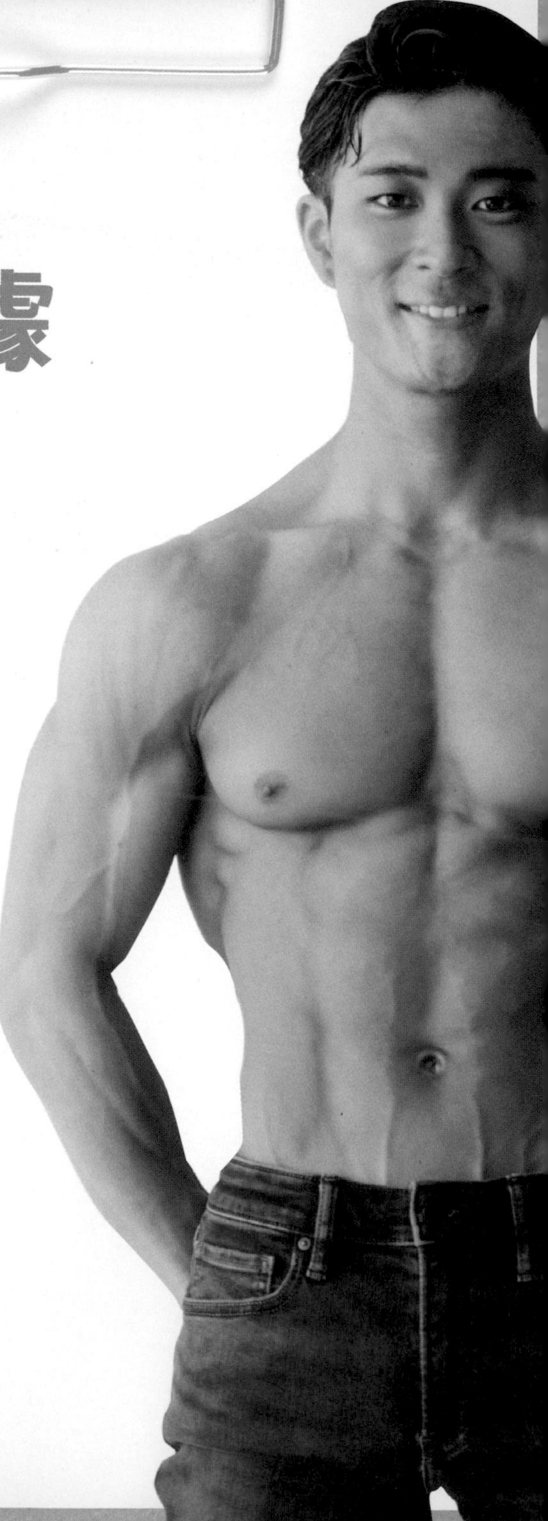

※ 本頁為 2022 年時的資料

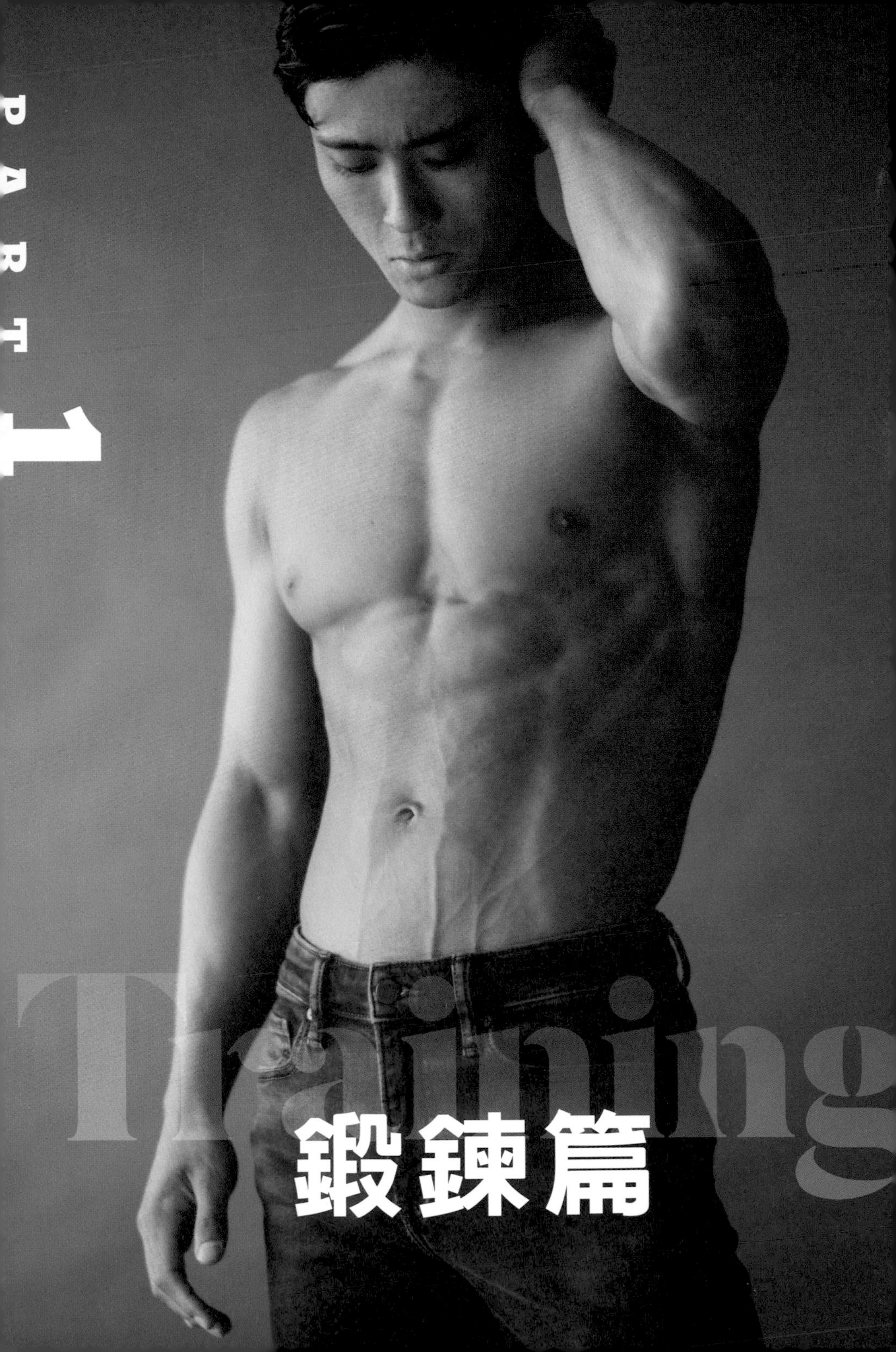
PART 1
Training
鍛鍊篇

不論是哪一種鍛鍊項目，在訓練時都要同時思考「我是否有使用到想練的部位的肌肉」，這是我希望你能留意的。

所謂的鍛鍊，基本上就是進行讓肌肉伸展與收縮的動作，進一步再加上重量或自身的體重增強負荷，以提高鍛鍊的成效。藉由一邊進行訓練，一邊感受肌肉徹底伸展、徹底收回的感覺，鍛鍊的成果就會隨之提升。

應該特別著重於鍛鍊哪個部位呢……這因人而異，但背部或是手臂、肩膀的肌肉，就會決定他人看你的第一印象，這些部位都在雕塑身體

POINT

一

進行鍛鍊時的要點

外觀時扮演了不可或缺的角色。另外一個很重要的，就是胸肌或是腹肌等腹部肌肉群。就算身型剪影很美，但腹部沒有一起鍛鍊起來的話，也說不上是平衡度很好的體態。

為此，腹肌、胸肌、背肌、腿肌……就理想的情況來說似乎全都鍛鍊比較好，不過首先找一個自己有興趣的項目開始也OK，只要每天1個項目，每天持續下去的話，體態真的就會改變的喔。

P26-33

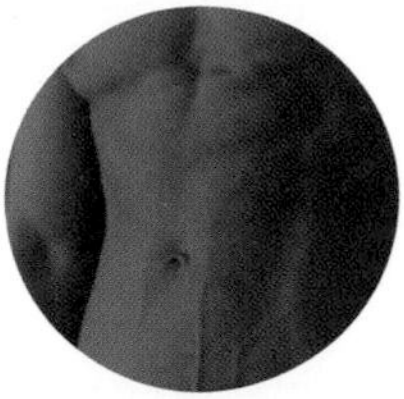

腹肌

本書將介紹初學者容易嘗試且能達到高成效的 4 種項目。不論是哪一種動作都會使用到腹肌，鍛鍊起來的話也能提高其他運動的成效！

P34-41

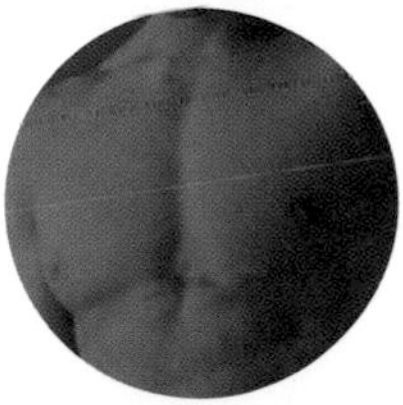

胸肌

要練出明顯的身體線條，就不可不提胸肌的必要性。上胸、下胸、內側……讓我們面面俱到，一起練出厚實且富魅力的胸肌吧。

P42-47

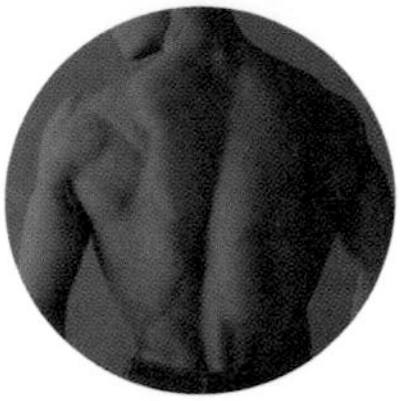

背肌

鍛鍊背肌是練出倒三角身型的祕訣，由於背肌的肌肉量高又易消耗熱量，非常推薦減重族群訓練。

P48-53

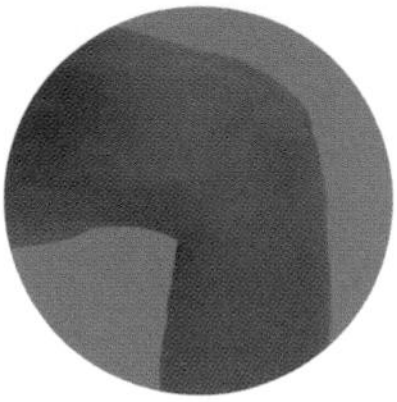

腿肌

腿肌與背肌一樣有大範圍的肌群，也可期待熱量的消耗。若是加以鍛鍊，也能為上半身的運動帶來幫助。

▲ 鍛鍊時請注意

- ☐ 請於安全的場地執行本書或影片中的鍛鍊項目，確認周遭有無障礙物，避免過度運動，並依循自身的身體狀況操作。
- ☐ 運動中若感受到疼痛，或是身體感覺有異樣，請立即中止動作。
- ☐ 身體狀況不適、患有疾病、高血壓，請務必取得醫師的許可後再進行鍛鍊。懷孕中請先暫緩操作，生產後取得醫師的許可後再進行鍛鍊。
- ☐ 本書無法保證 100% 的成效，鍛鍊效果因人而異，請見諒。
- ☐ 針對因本書的鍛鍊而產生的負傷或不適，請恕作者無法負責。

Naasuke
Training
1

\ 提升動力的法則 /

腹肌篇
注意要點

在鍛鍊腹肌時需要留意的是「掌握次數」。比起「高負荷&低次數」，反而是「低負荷&高次數」更能使腹肌形成肌肉。原因是肌肉中含有耐力較高的「慢縮肌」、與瞬間爆發的動作會使用到的「快縮肌」，而腹肌中「慢縮肌」的比例較高。慢縮肌就是藉由長時間給予較小的負荷可鍛鍊起來的肌肉。

順道一提，經常有人提問「我的腹部很難練出線條，該怎麼辦才好呢？」。說真的，「只靠健身」要練出腹部線條是很難的！不論怎麼鍛鍊，只要外面還有一層體脂肪的話，練出來的腹肌也是看不見的。如果想要看到腹部的線條，除了健身以外，還必須加上減少體脂肪的飲食控制才行。

不過，即使看不到線條，我想體內的腹肌還是有確實練出來的。每天1個項目也可以，找到自己喜歡的項目並且每天堅持下去，腹部一定會變得緊實喔。

Check!

https://youtu.be/jNm-2U2UOUA
挑選 3 個項目，一週 3～5 次

腹肌篇

推薦度

★★★

1

初學者就從這個菜單開始！

低強度捲腹

15次×3組

就算一開始上半身只能稍微往上抬一些，也能達到一定的效果！
藉由視線朝向肚臍的方向來幫助腹部出力。

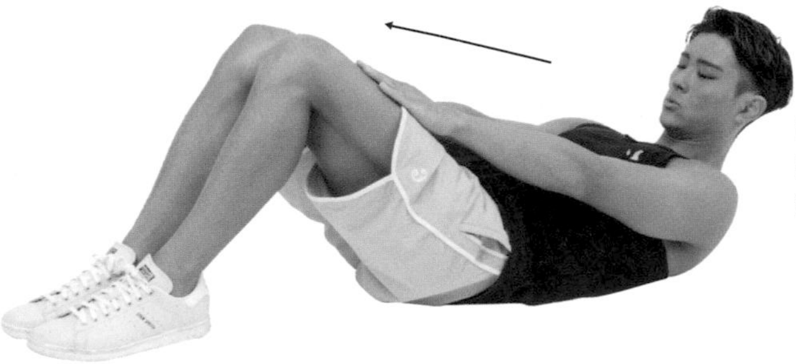

1

仰躺在地板上，將膝蓋抬起。雙手置於大腿上，配合動作自大腿移動至膝蓋。

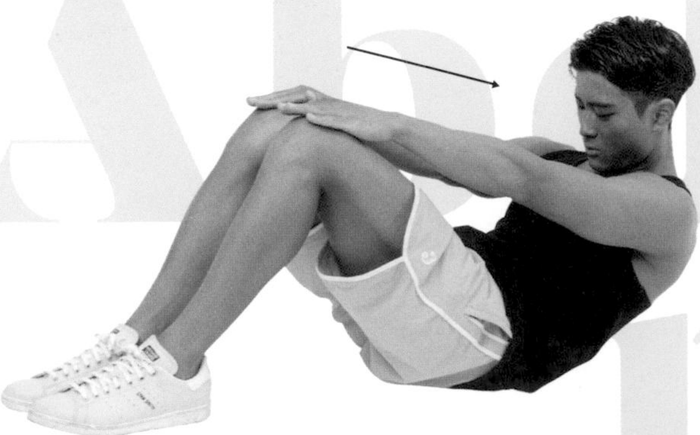

2

使用腹肌，脊椎慢慢地離開地板，將上半身抬起。上半身抬起後，再使用腹肌慢慢讓背部回到地面。

腹 肌 篇

推薦度

★★★

2

對肥胖的下腹部特別有效！

仰臥抬腿

10次×3組

雙腳放下時越靠近地面越能增加強度。雙腳不要隨著反作用力放下，應隨時保持腹肌出力，同時緩慢移動雙腳。

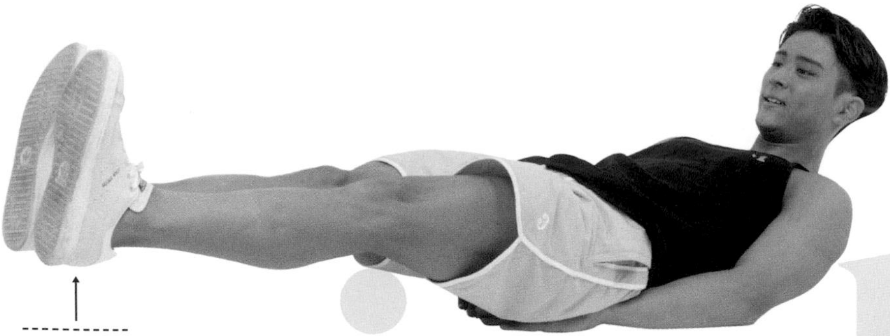

1

仰躺在地板上，雙腳懸空筆直伸長。將雙手墊於臀部下方，可減少腰部疼痛，並達到針對腹肌強化的效果。

2・3

利用腹肌將雙腳往上抬到接近垂直，再慢慢放下。雙腳放下時不要直接碰觸地板，而是回到 1 的懸空狀態。

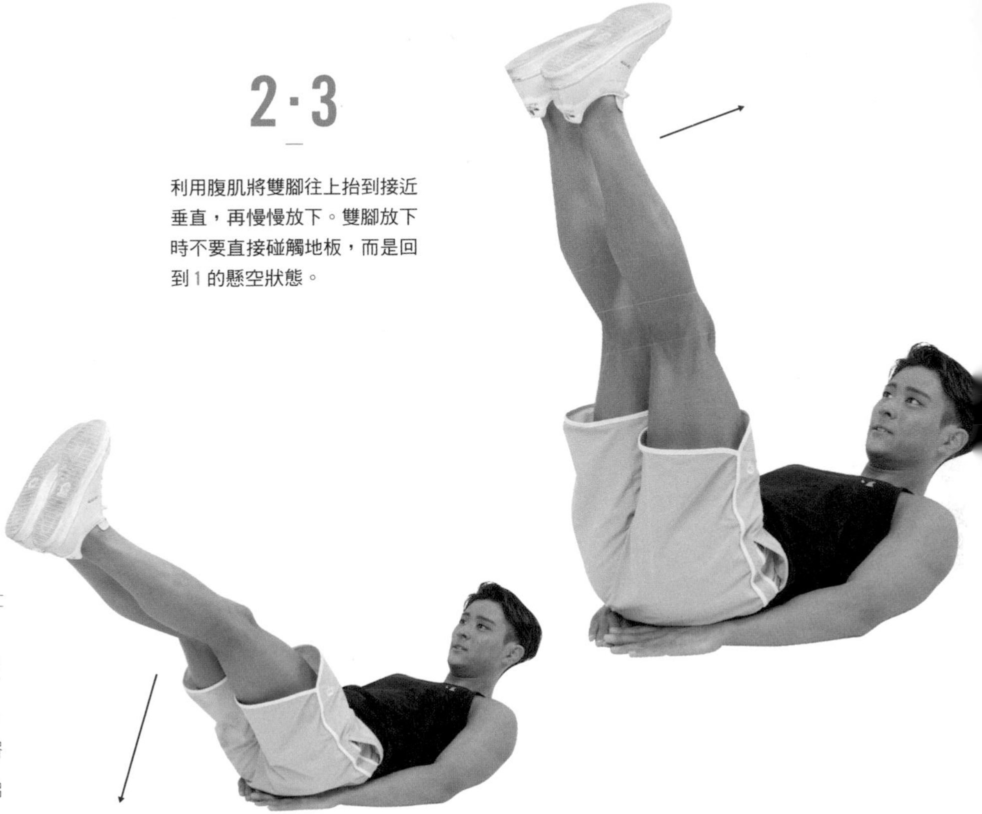

初學者

嘗試膝蓋彎曲再進行吧

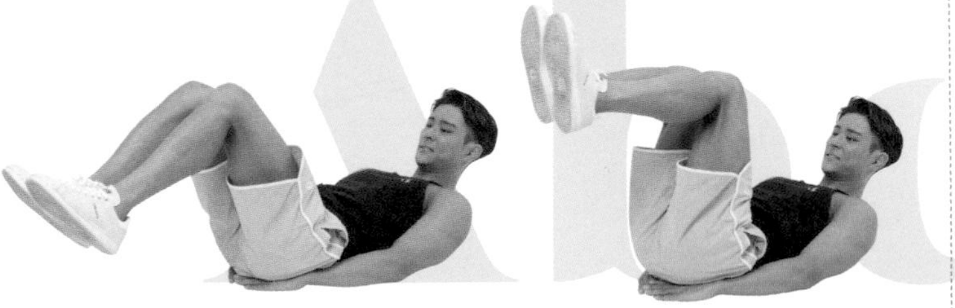

初學者不必將雙腳筆直伸長，將雙膝彎曲也 OK。習慣後再慢慢把腳伸直就能增加強度。

腹 肌 篇

推薦度

★★

3

全方位雕塑腹部

單車式捲腹

30 秒 × 3 組

此運動適合用來鍛鍊體幹、調整全身的平衡。
在腹肌最收縮的狀態下移動雙腳，效果更佳。

1・2

仰躺在地板上，膝蓋彎曲。背部挺起後雙手置於後腦勺，將雙腳從地面抬起。模擬騎單車的樣子活動雙腳。

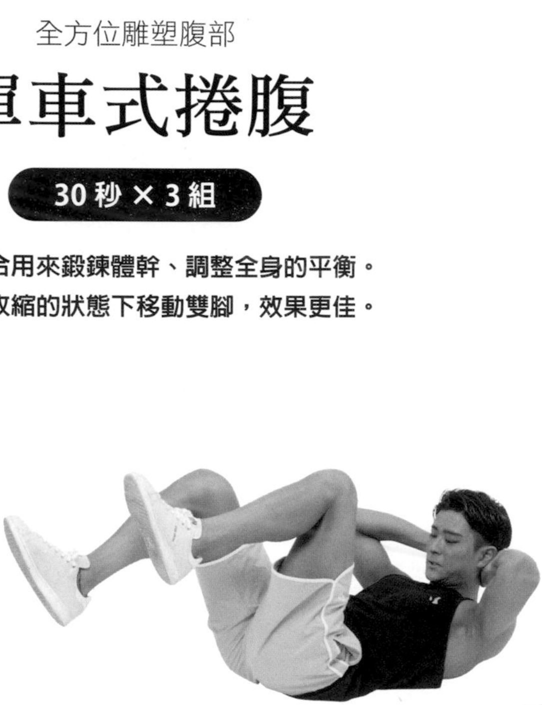

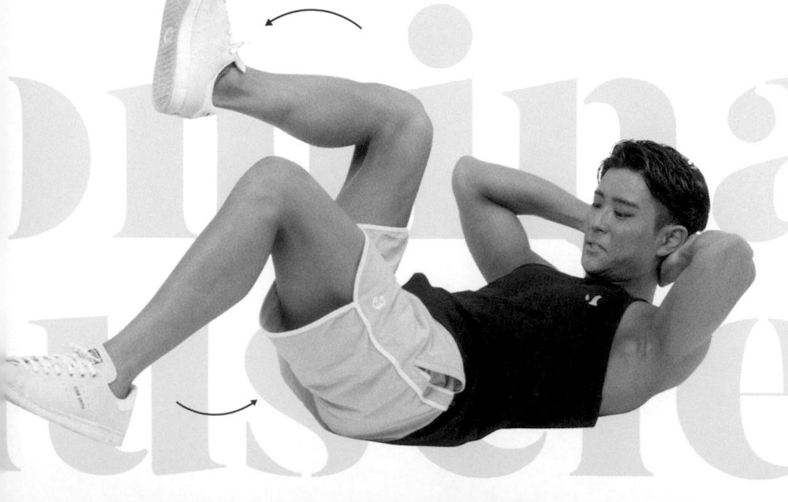

Naasuke Motivation Point

執行時留意動作要
盡可能大、且快速

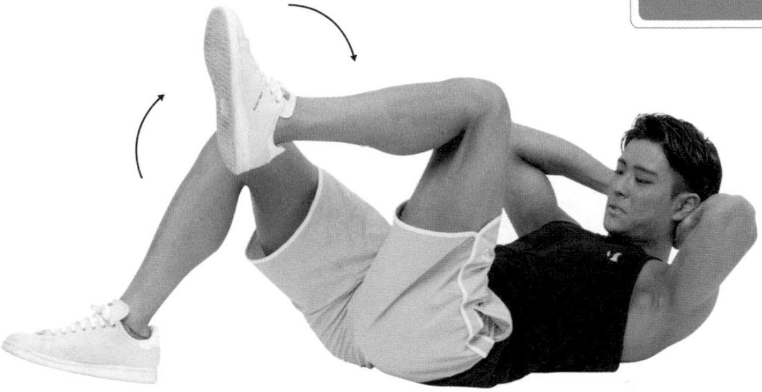

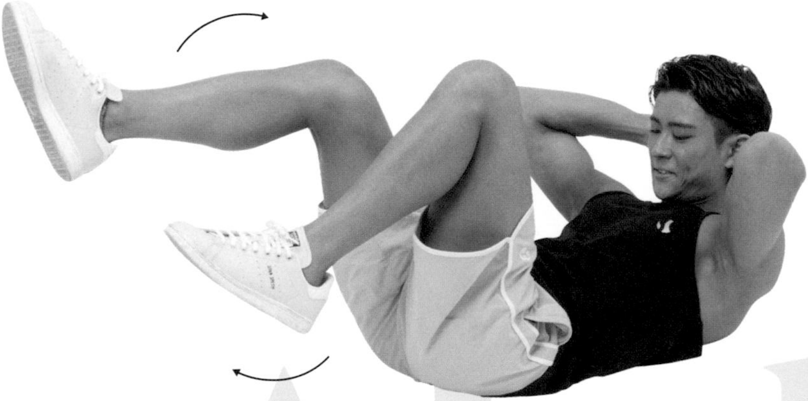

3-4

雙腳懸空並持續動作，上半身也持續挺住，視線往肚臍的方向，腹肌保持在收縮的狀態。

腹 肌 篇

推薦度

★★★

4

有效率地鍛鍊腹肌

V 字仰臥起坐

8 次 × 3 組

藉由施以高強度的負荷，來刺激腹肌整體的運動。
手腳都保持懸空，挑戰連續做 8 次吧。

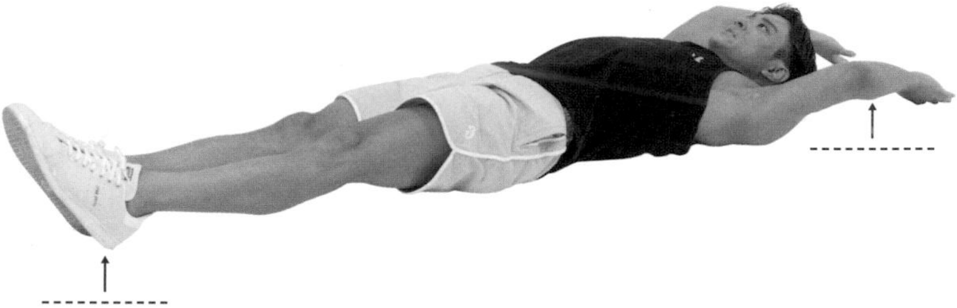

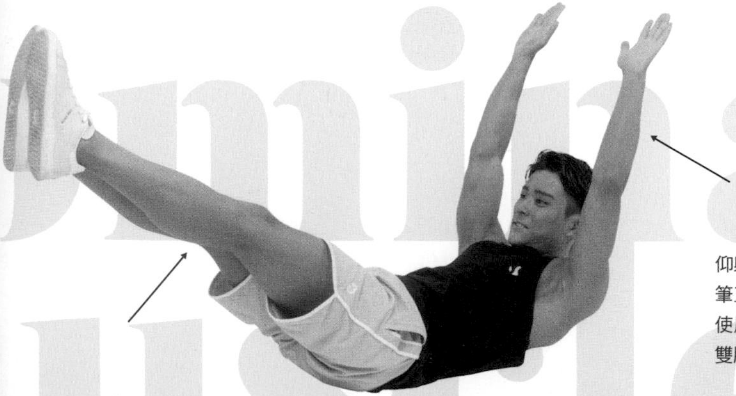

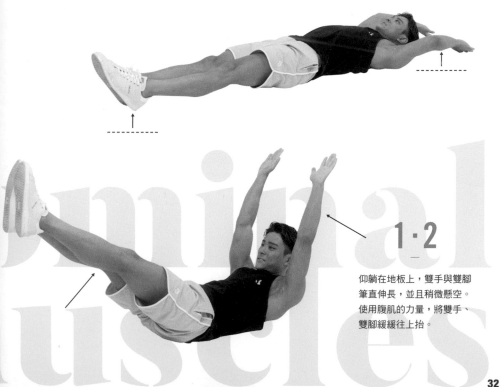

1·2

仰躺在地板上，雙手與雙腳筆直伸長，並且稍微懸空。使用腹肌的力量，將雙手、雙腳緩緩往上抬。

Naasuke Motivation Point

不使用手腳的反作用力，
單靠腹肌的力量來進行！

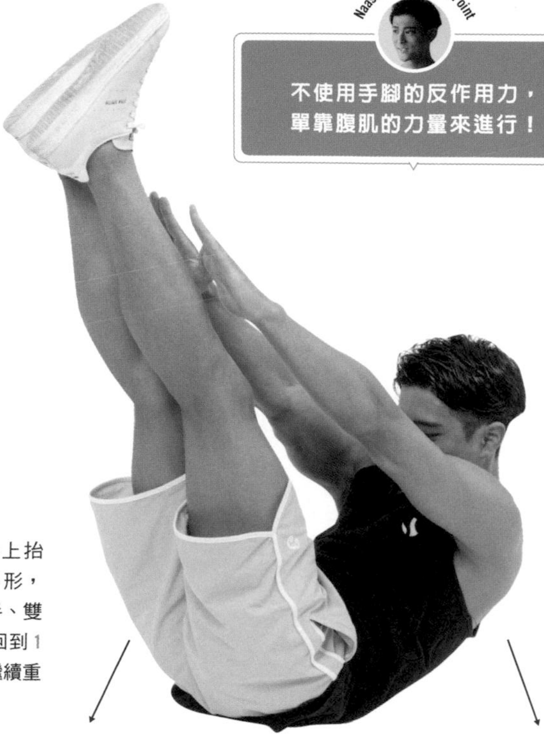

3

將上半身與下半身往上抬起，讓身體呈現V字形，再慢慢回到原位。雙手、雙腳不完全放下，而是回到1的懸空狀態，接著再繼續重複動作。

初學者

嘗試膝蓋彎曲以降低負擔吧

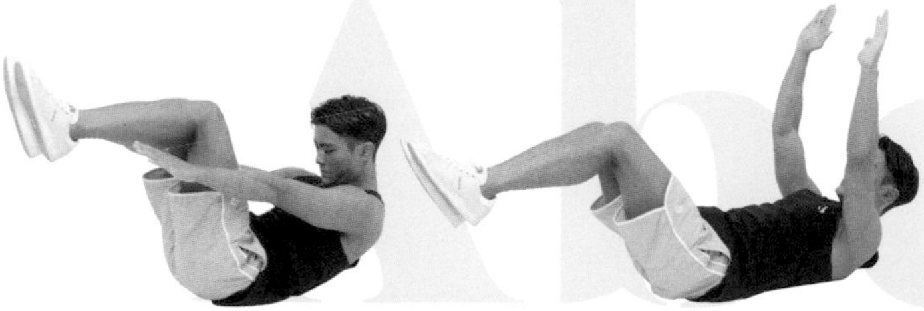

覺得吃力的話，可以把膝蓋彎曲，減輕負荷再挑戰。動作範圍一開始較小也 OK，之後再嘗試慢慢加大動作就可以了。

Naasuke

Training

2

\ 提升動力的法則 /

胸肌篇

注意要點

進行胸肌的鍛鍊時，希望各位要持續意識到「確實擴胸」這件事。

即便胸肌不是那麼容易意識到的部位，但藉由確實地伸展胸脯，就能大幅提高鍛鍊的成果。

鍛鍊時不用說，若是日常生活中也時常提醒自己將胸膛挺起，自然能將體態導正，進而改善駝背的問題喔。

除此之外，不論是哪一種鍛鍊項目，希望大家務必要特別注意「手肘的角度」。在胸肌的鍛鍊中，一般人會慣性使用肩膀或手臂的力量將身體支撐起來，若能維持住手肘的角度，就能夠正確使用到胸部的肌肉了。

每個人的喜好有所不同，但我個人偏好「渾圓的胸肌」，目標是鍛練出外觀及質感都柔軟的肌肉。

為此，確實伸展胸肌就非常重要了。不僅如此，我也平衡鍛鍊上胸與下胸，期待能提高胸部整體的分量。

Check!

https://youtu.be/3sz7AcD0fCU

挑選 3 個項目，一週 2～3 次

推薦度

★★★

1

鍛鍊上半身整體

標準伏地挺身

12 次 × 3 組

雖然只是基本的伏地挺身，但正確的姿勢卻是達到高成效的關鍵。盡可能不要讓腰部往下沉，從頭到身體保持一直線，手肘的角度也要留意。

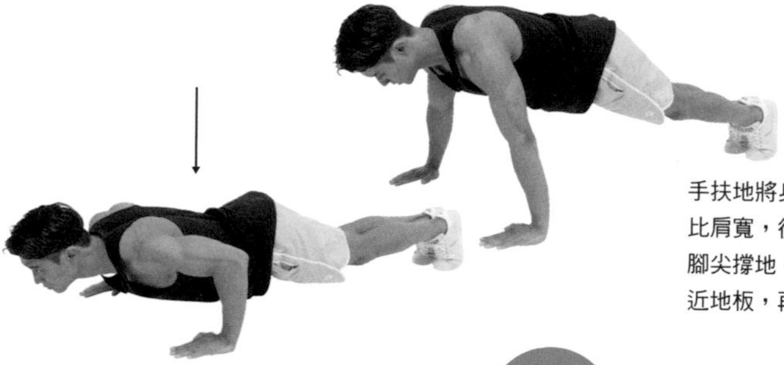

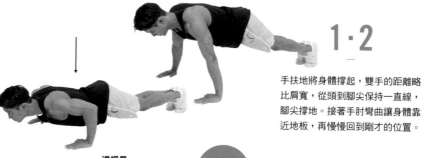

1・2

手扶地將身體撐起，雙手的距離略比肩寬，從頭到腳尖保持一直線，腳尖撐地。接著手肘彎曲讓身體靠近地板，再慢慢回到剛才的位置。

這裡是 (POINT！)

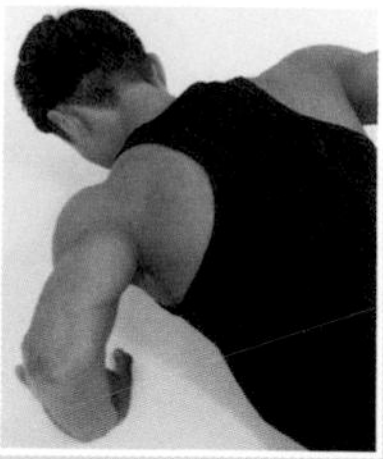

手肘的角度維持 45 度，邊意識胸肌邊動作。請注意，手肘角度過寬或過窄，都會導致胸肌無法確實伸展。

初學者

可嘗試膝蓋碰地

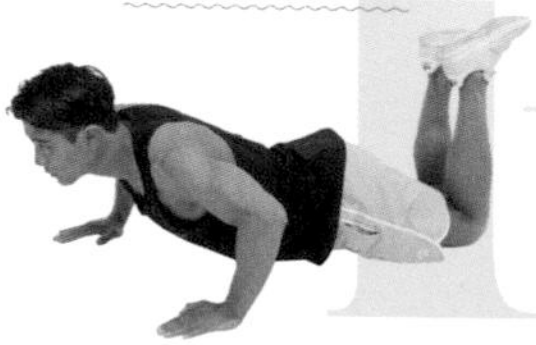

覺得雙腳懸空訓練很吃力的人，將膝蓋靠在地板上也 OK。這個姿勢也要注意從膝蓋到頭必須保持一直線。

推薦度

★★★

2

鍛鍊胸大肌內側

側伏地挺身

左右各 12 次 × 3 組

此動作可鍛鍊到徒手訓練時較難練到的胸大肌內側。
操作時要邊留意胸肌是否確實伸展。

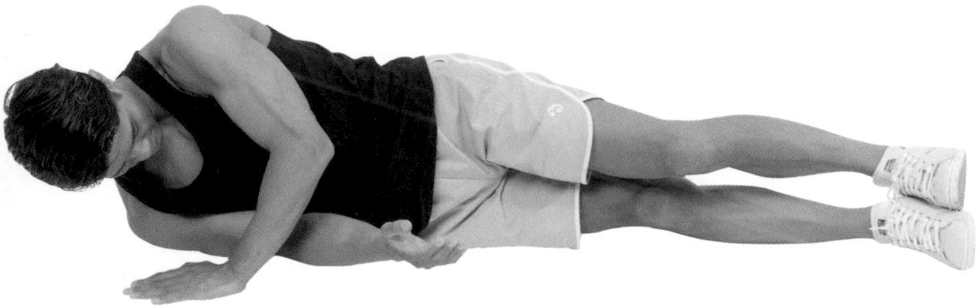

1

右半身朝下，側躺在地板上。左手肘稍作彎曲，掌心朝下，放在肩膀一帶的位置。右手臂放輕鬆，自然地貼合身體。

Naasuke Motivation Point

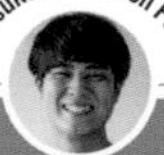

留意胸肌的狀態，
同時將身體往上抬

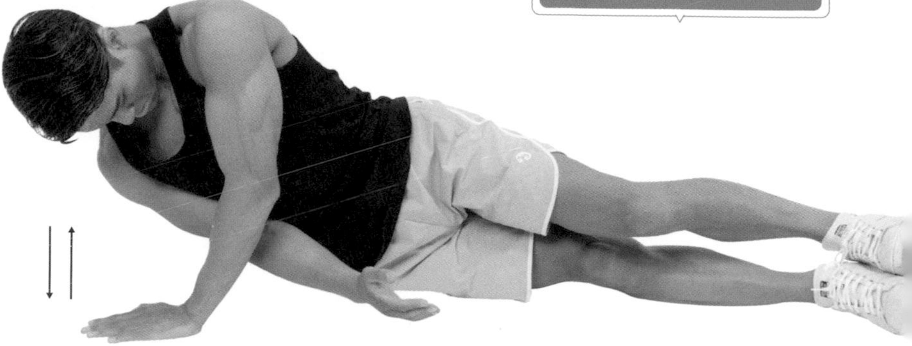

2

只使用左手臂的力量將上半身往上抬起，再慢慢放下。腰部靠在地板上也 OK。進行 12 次後，換成左半身朝下，進行一樣的動作。

初學者

試著用另一隻手協助吧

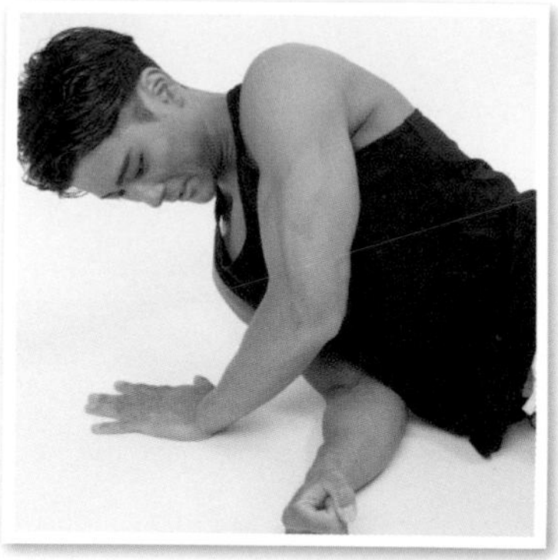

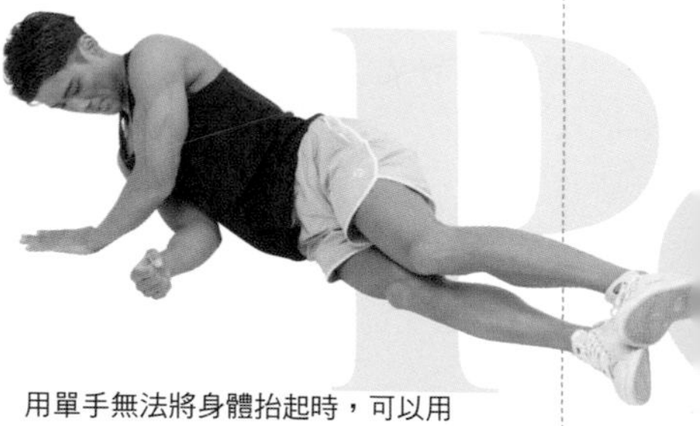

用單手無法將身體抬起時，可以用另一隻手輕壓地面協助起身。這時候也別忘了留意胸肌是否有出力喔！

胸 肌 篇

推薦度

★★

3

有效練出渾圓的胸型

上斜伏地挺身

8次×3組

藉由將腰部抬高改變重心，來增加上胸的負荷。此項目推薦給想提升胸部分量的人。

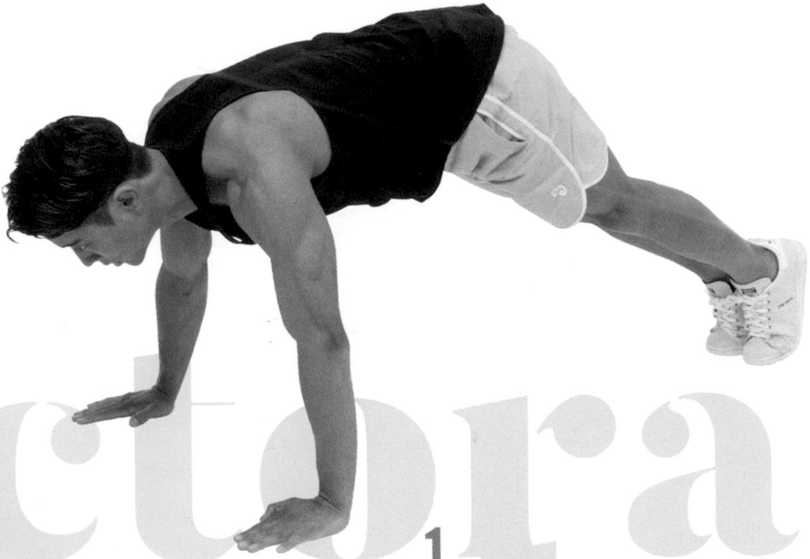

ctoral

1

雙手展開比肩寬，撐住地板，將腰部抬高。腳尖撐地。雙肩保持在確實放鬆的狀態。

uscles

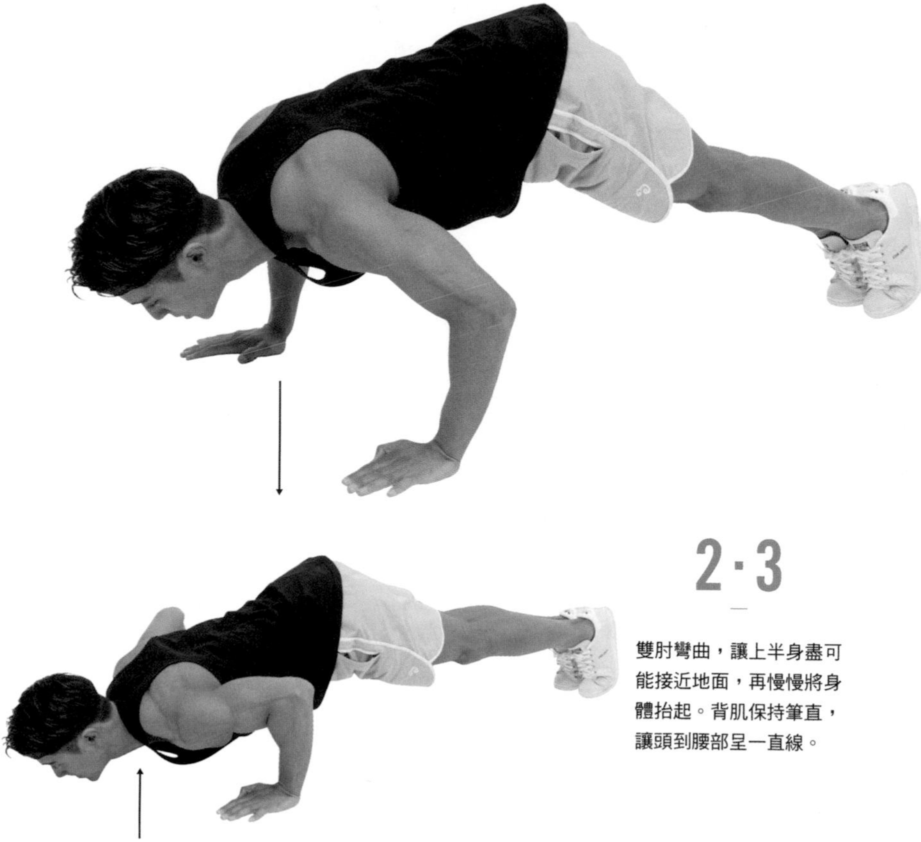

2-3

雙肘彎曲，讓上半身盡可能接近地面，再慢慢將身體抬起。背肌保持筆直，讓頭到腰部呈一直線。

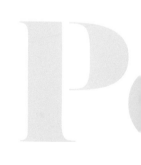

NG

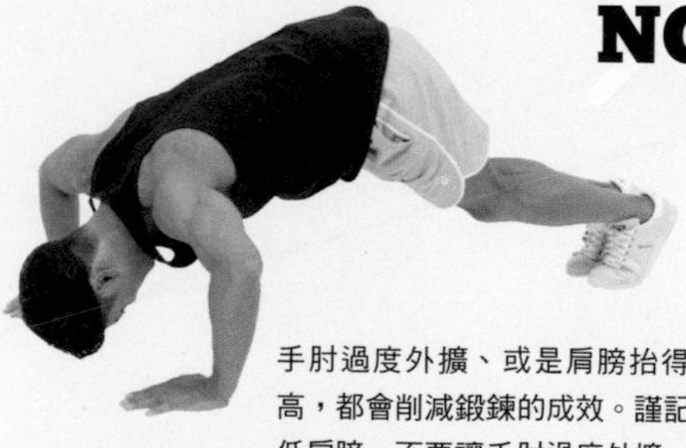

手肘過度外擴、或是肩膀抬得太高，都會削減鍛鍊的成效。謹記壓低肩膀，不要讓手肘過度外擴，努力保持一定的姿勢。

胸　肌　篇

推薦度

★★

4

在下胸增加負荷

下斜伏地挺身

12次×3組

以類似上半身往前推進的狀態進行伏地挺身。
刺激胸大肌的下半部，鍛鍊出厚實的胸肌。

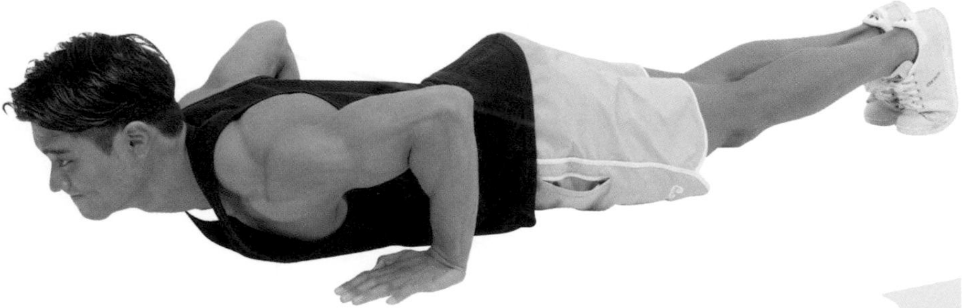

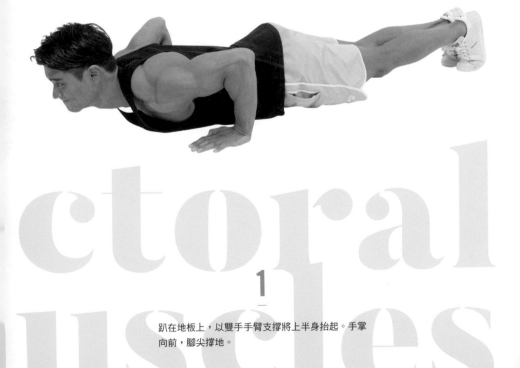

1

趴在地板上，以雙手手臂支撐將上半身抬起。手掌向前，腳尖撐地。

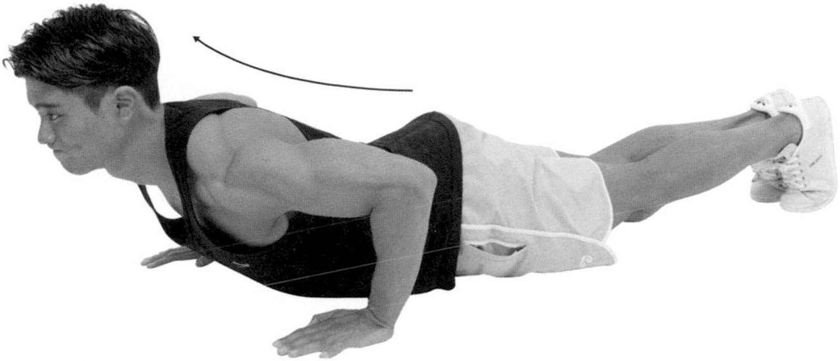

Naasuke Motivation Point

上半身抬高時
肩膀需確實壓低

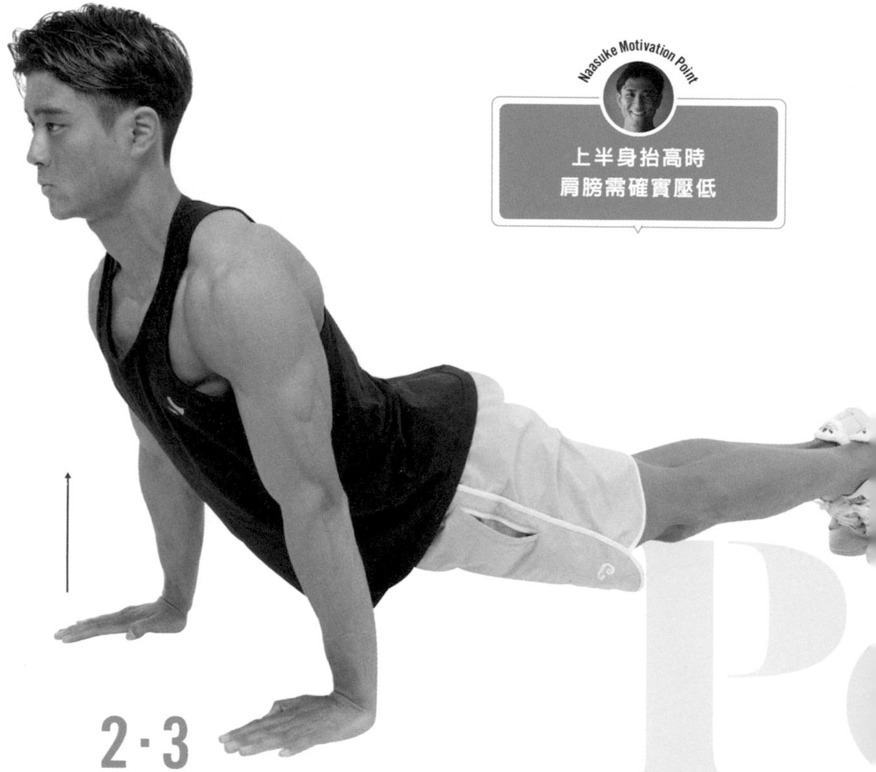

2-3

雙肘彎曲，讓胸口貼近地面，同時注意臉不要朝下，一邊將手臂伸直，保持腹部、腰部、膝蓋都是懸空狀態。

Naasuke

Training

3

\ 提升動力的法則 /

背肌篇

注意要點

與性別無關，背肌就是打造出美麗身體曲線的關鍵。

想練出倒三角形身型的人、想雕塑出腰身的人，都可以藉由鍛鍊背部讓腰線更明顯，漸漸打造出理想的身型。

不過背肌卻是日常生活中非常難意識到的肌肉。我也經常聽到剛開始健身的人說「我自己也不知道有沒有正確使用背肌……」。

為了解決這個問題，我實際操作的方法就是在結束鍛鍊後把背部拱起來，呈現像是駝背一樣的姿勢。

這時候如果感覺到背肌有比平常還更加伸展的感覺，那就是有鍛鍊到背肌的證明。推薦大家健身後都可以用這個方法來檢測。

這次介紹的3種健身菜單，都是單純靠背部的力道將上半身撐起的動作。背肌是上半身最大的肌群，也因此能承受相當程度的負荷喔。

Check!

https://youtu.be/JxGCgtNVw30

挑選 2 個項目，一週 2 ～ 3 次

背 肌 篇

推薦度

★★★

1

打造倒三角的身型

反向雪天使

12次×3組

想打造出帥氣的倒三角身型，就一定要練這個項目。
留意肩胛骨的動作，就能加強鍛鍊效果。
只要是背部能抬起來的範圍就 OK ！

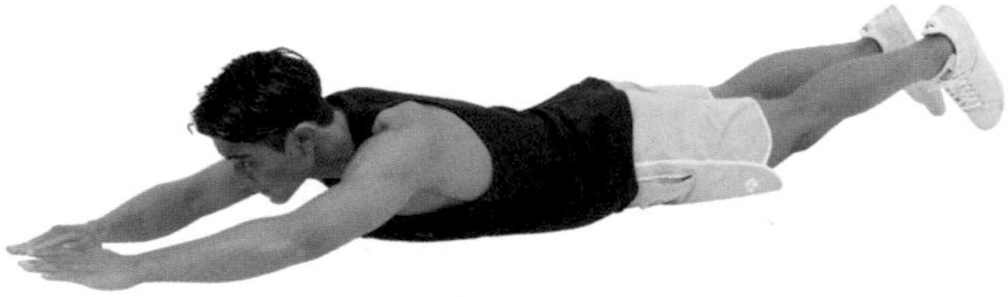

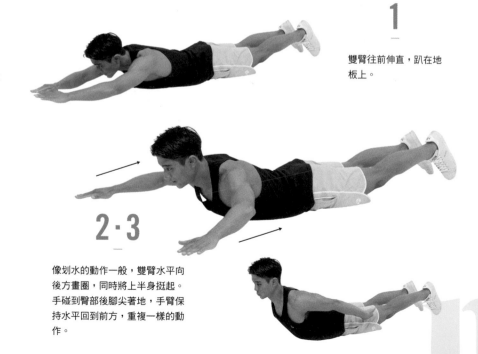

1

雙臂往前伸直，趴在地板上。

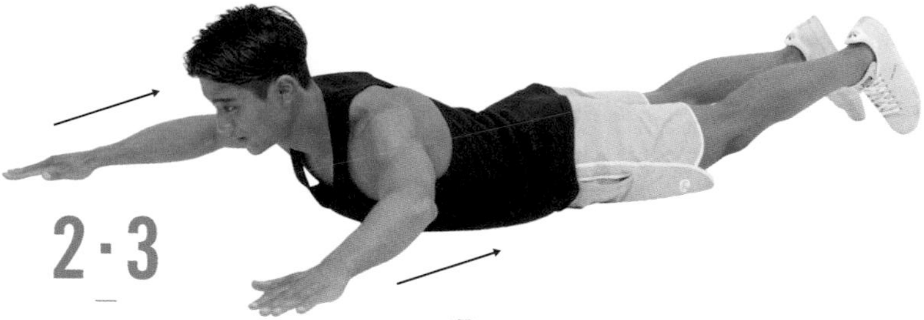

2・3

像划水的動作一般，雙臂水平向後方畫圈，同時將上半身挺起。手碰到臀部後腳尖著地，手臂保持水平回到前方，重複一樣的動作。

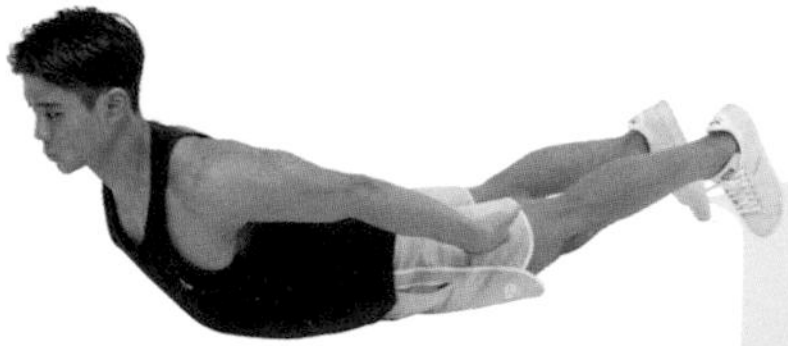

背 肌 篇

推薦度

★★★

2

亦可預防・改善駝背！

俯臥轉身

左右各 8 次 × 3 組

推薦給長時間使用電腦或手機而導致駝背的人！
藉由意識肩胛骨的動作，讓背部整體達到緊實的效果。

1・2

雙臂往前伸直，趴在地板上，腳尖懸空。將胸部從地板往上抬起，身體一面轉向，一面把左手臂帶到後方。

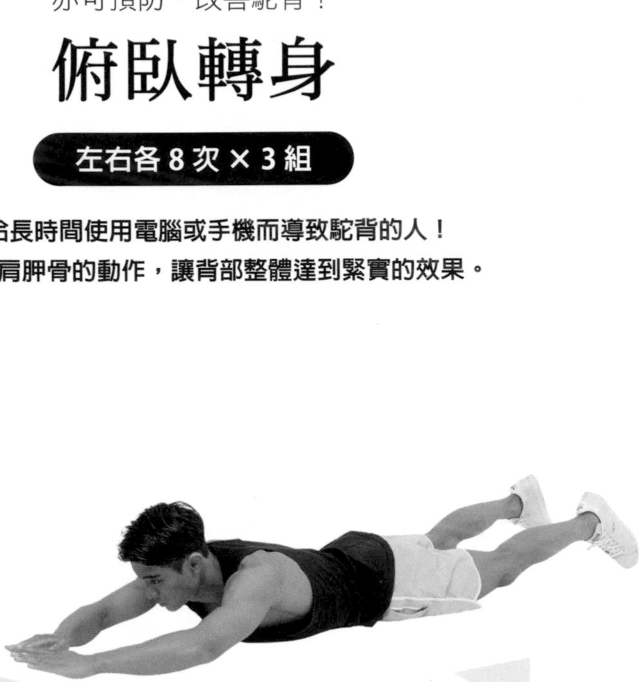

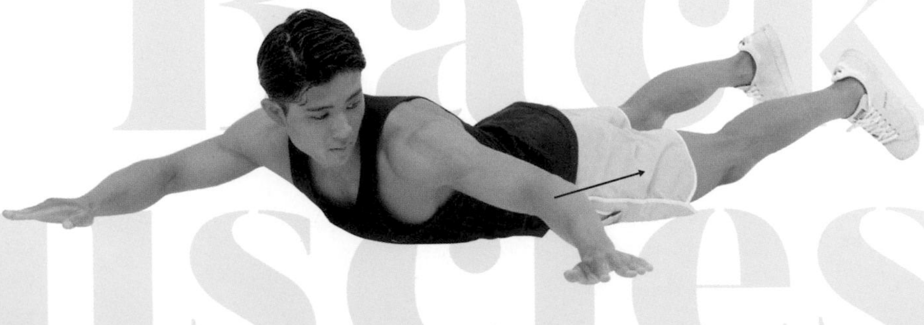

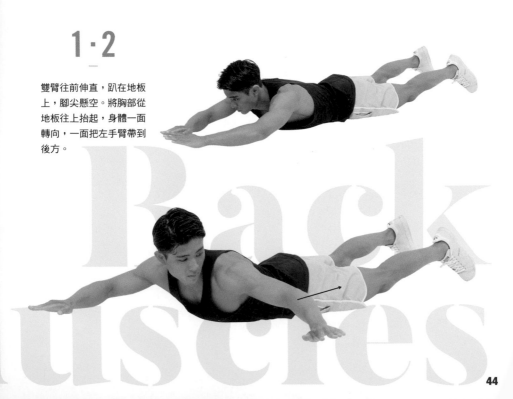

3-4

意識肩胛骨動作的同時吸氣，手輕觸左側臀部。吐氣時再慢慢將手臂帶回原本的位置。

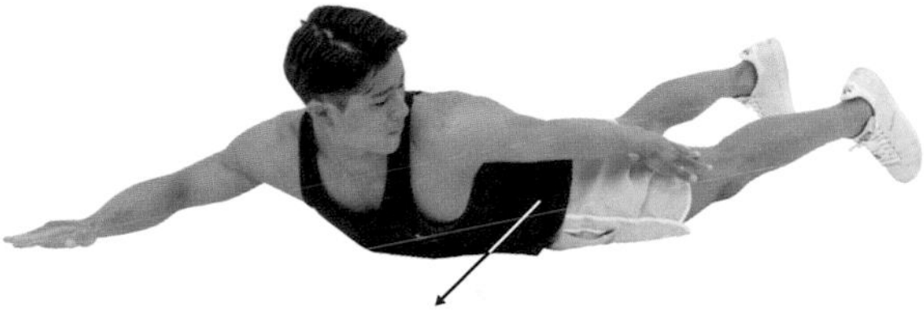

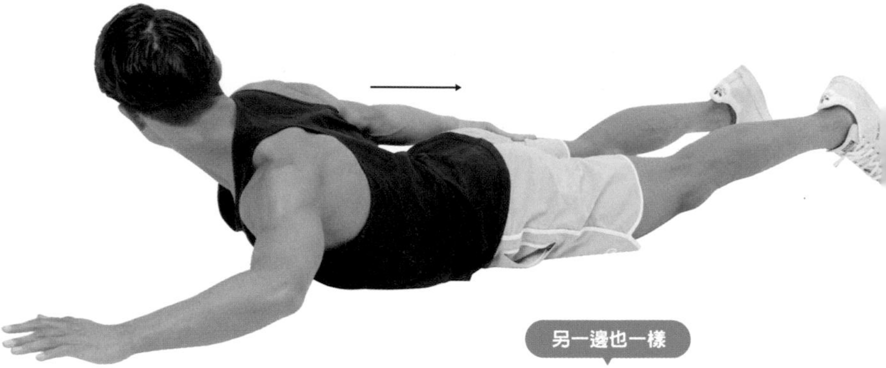

另一邊也一樣

另一邊的手臂也進行一樣的動作。雖然有些吃力，也要盡可能讓手臂、上半身、腳尖時常保持懸空狀態，挑戰連續做 8 次吧。

這裡是
(POINT！)

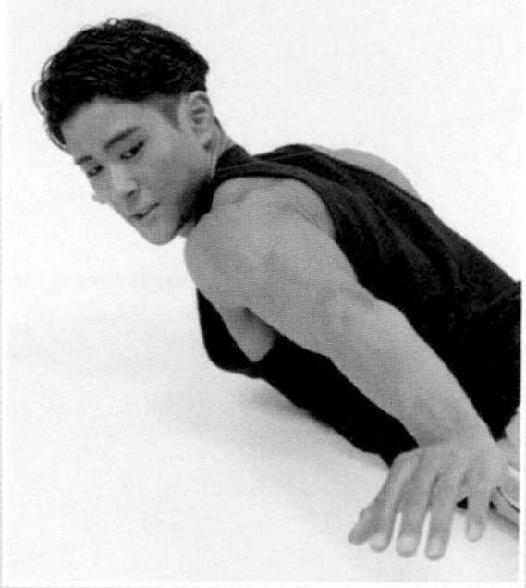

盡可能保持視線隨著指尖方向移動

手臂帶向後方時，視線也要一直追著指尖的方向。藉由脖子的移動，也能大幅增加背肌的收縮，提高鍛鍊效果。

推薦度

★★

3

大範圍使用背肌

背部伸展

10次×3組

為背肌帶來相當程度的負荷，是略為高難度的鍛鍊項目。
使用背部的力道，努力將手腳往上抬舉吧！

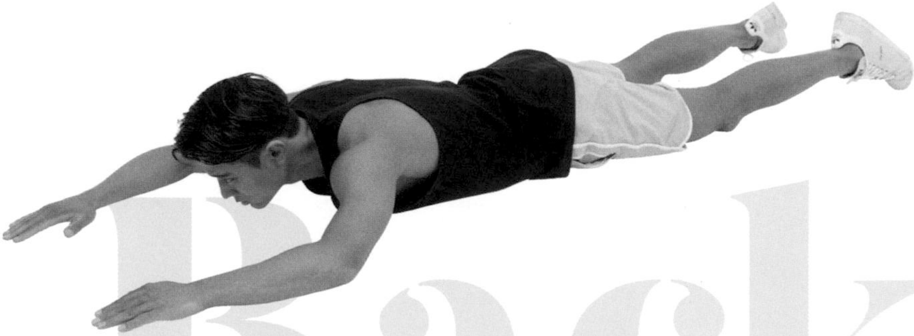

Back Muscles

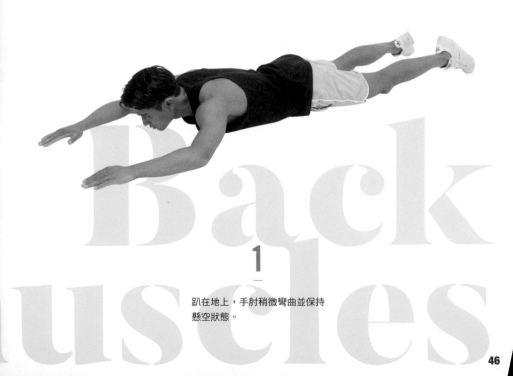

1

趴在地上，手肘稍微彎曲並保持懸空狀態。

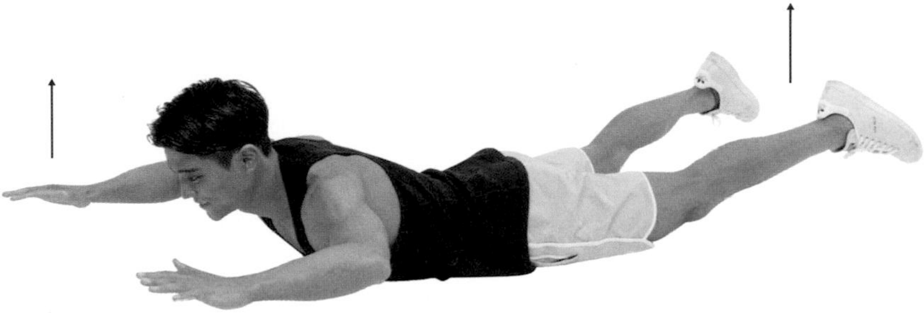

2

吸氣的同時將身體反向，上半身與雙腳同時往上抬高，手肘彎曲也 OK。

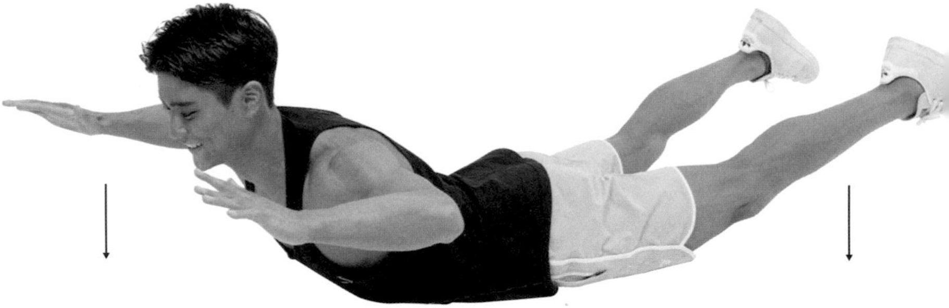

3

盡可能將上半身與雙腳抬高，再慢慢放下。放下時手腳不碰地，保持懸空狀態，再重複一樣的動作。

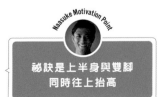

Naasuke Motivation Point

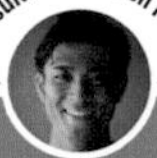

祕訣是上半身與雙腳同時往上抬高

Naasuke

Training 4

\ 提升動力的法則 /

腿肌篇

注意要點

腿是身體當中肌肉量最多的部位，因此像是深蹲、或是弓箭步這類的動作，腿部都可以穩定乘載身體的重量。

在健身時，一面感受雙腳支撐體重的感覺，再慢慢活動身體，就能提高鍛鍊的成果喔。特別是要壓低上半身及腰部時，不要因為身體的反作用力而讓身體一口氣往下降，確實地留意肌肉伸展與收縮時的狀態，沉穩地驅動身體，健身效果就會更顯著。

這裡要特別注意的是，因為雙腳支撐著全身的體重，所以也容易給關節帶來負擔。若是膝蓋感受到異狀，可以增加護具、或是更換成對膝蓋比較沒有負擔的健身項目等等，各種不同的解決方法都可嘗試看看。

精壯的腿、細長的腿……每個人理想的腿型都不一樣，但不論是哪一種腿型，都是需要鍛鍊的。目前我的理想是「穿泳褲或短褲都很適合的腿」，希望能以可看出明顯大腿肌肉的雙腿為目標努力。

Check!

https://youtu.be/EZwowulbiAQ

挑選 2 個項目，一週 1～2 次

腿肌篇

推薦度

★★★

1

鍛鍊出緊實的大腿及臀部

相撲式深蹲

10 次 × 3 組

此動作比起標準的深蹲更能有效鍛鍊臀部及大腿，是一項也能幫助擴大髖關節可動範圍的運動。

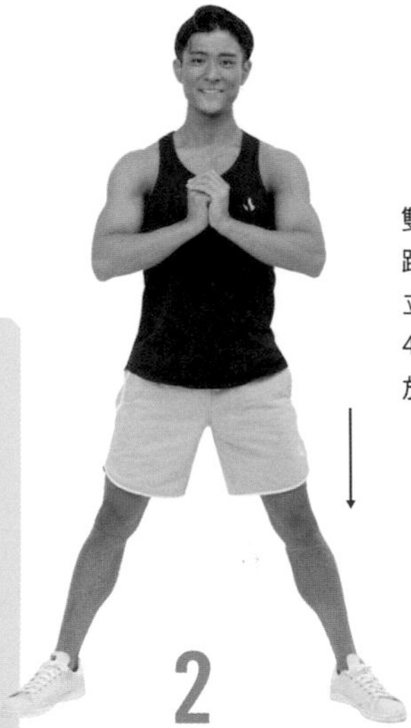

1

雙腳打開至比肩寬的距離，身體挺直站立。腳尖向外斜開 45 度，雙手握起置於胸前。

2

吐氣的同時彎曲雙膝，慢慢將腰部往下壓。下壓到膝蓋的角度呈 90 度後，再將膝蓋伸直，回到 1 的姿勢。

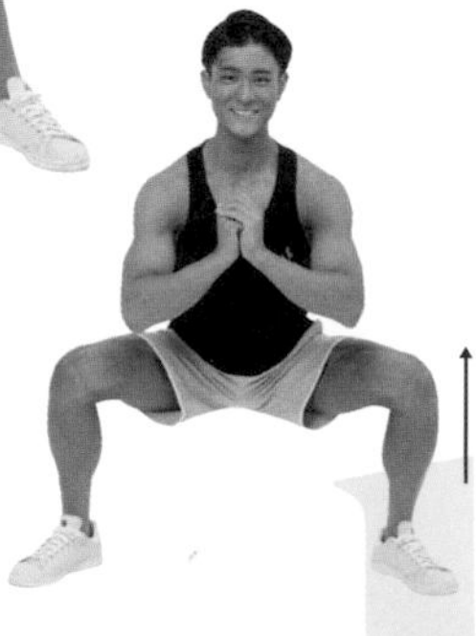

這裡是

(POINT !)

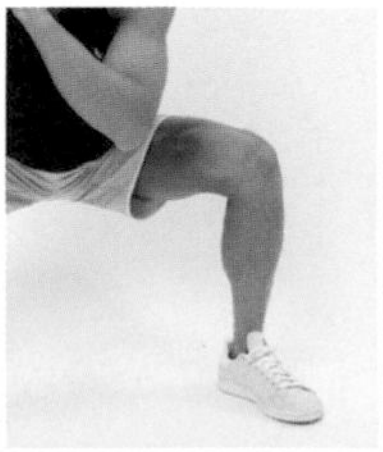

嘗試讓膝蓋的角度呈 90 度吧

確實壓低身體到膝蓋的角度呈 90 度為止。另外留意上半身也要保持挺直的狀態，不要往前傾斜。

推薦度

★★★

2

雖然吃力但效果絕佳！

保加利亞分腿蹲

左右各 8 次 × 3 組

此深蹲動作只使用單腳，因此較適合運動強度較高的高階訓練者。確實將重心放在軸心腳，一起來猛練腿肌！

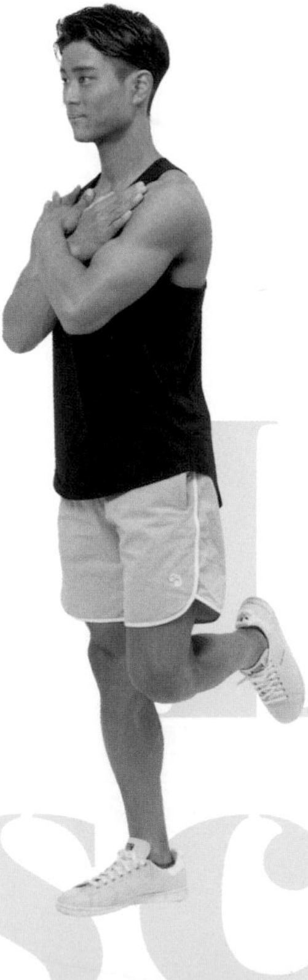

1

左膝彎曲後單腳站立，雙手交叉置於胸前。膝蓋與指尖向前，挺起胸膛、姿勢保持一直線。

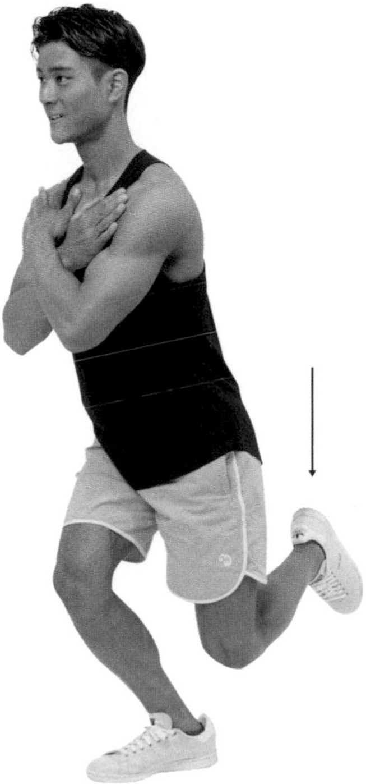

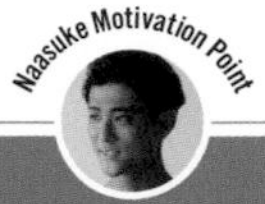

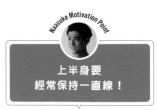

上半身要
經常保持一直線！

2

姿勢維持住後將右膝彎曲，腰部慢慢壓低。上半身保持伸直的狀態，垂直往下壓低。注意膝蓋不要彎向內側。

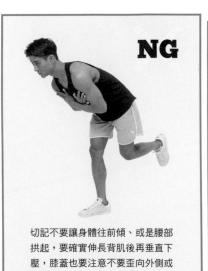

NG

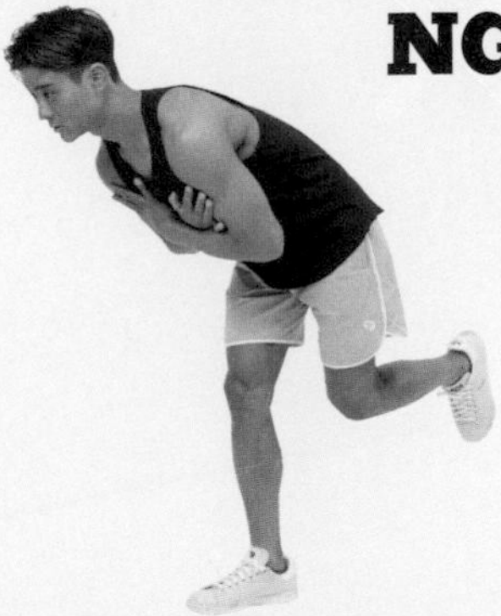

切記不要讓身體往前傾、或是腰部拱起，要確實伸長背肌後再垂直下壓，膝蓋也要注意不要歪向外側或內側。

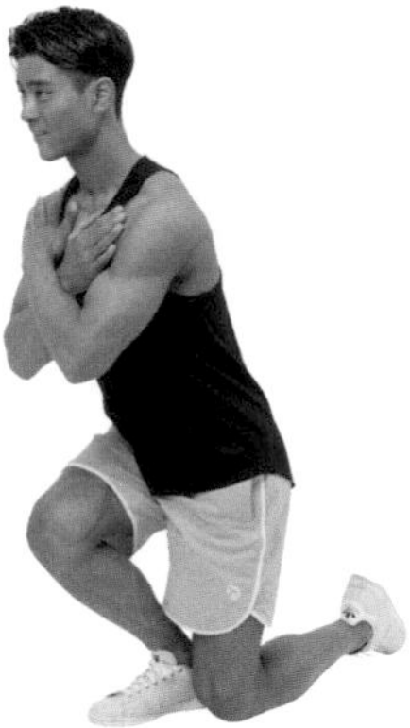

3

在左膝快要碰到地面時，使用腳的力量慢慢將身體往上提，回到**1**的姿勢。再重複一樣的動作。接著另一隻腳也進行相同的動作。

腿 肌 篇

推薦度

★★

3

刺激大腿內側的肌肉

前抱式深蹲

8次×3組

能鍛鍊到平常用不太到的大腿內側＝膕繩肌腱。
鍛鍊時邊感受大腿內側的伸展與收縮邊做就對了！

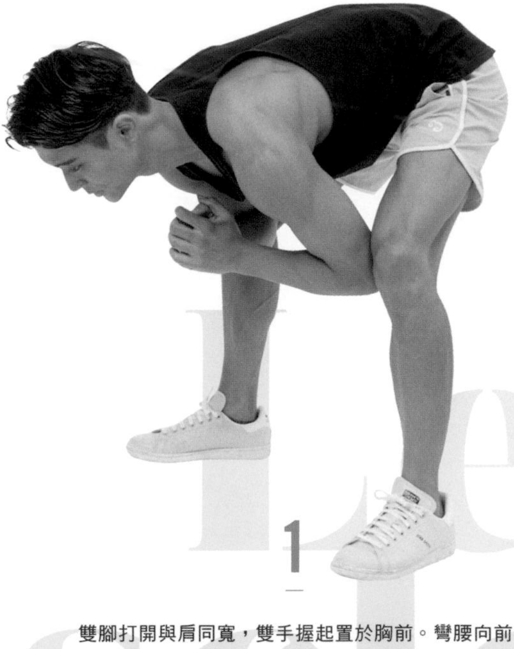

1

雙腳打開與肩同寬，雙手握起置於胸前。彎腰向前傾，手肘靠在膝蓋上，感受大腿內側的膕繩肌腱正在伸展。

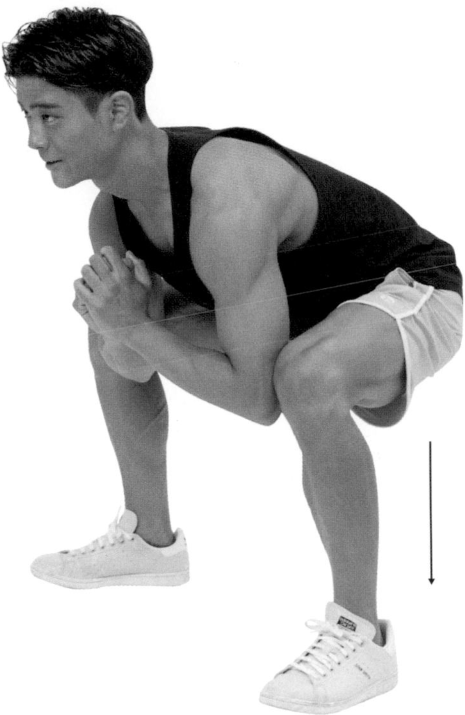

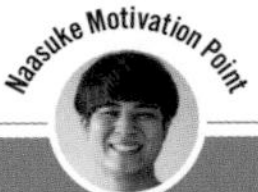

除了腿肌以外，也要感受背肌的張力

2

彎曲雙膝，慢慢將腰部往下壓。膝蓋與手肘的位置不變，留意只有臀部壓低。

這裡是
(POINT！)

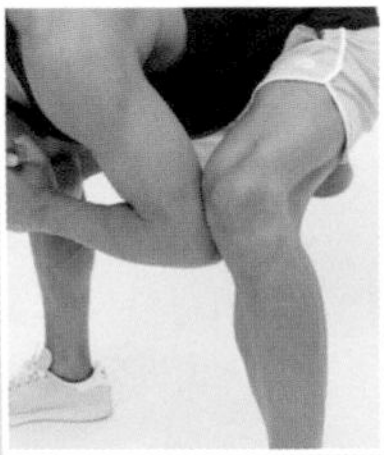

手肘與膝蓋保持緊連狀態

此鍛鍊的重點在於 1 ～ 3 的動作都保持手肘與膝蓋緊連的狀態。不靠手肘與膝蓋的動作，只以大腿及背部的力量移動臀部。

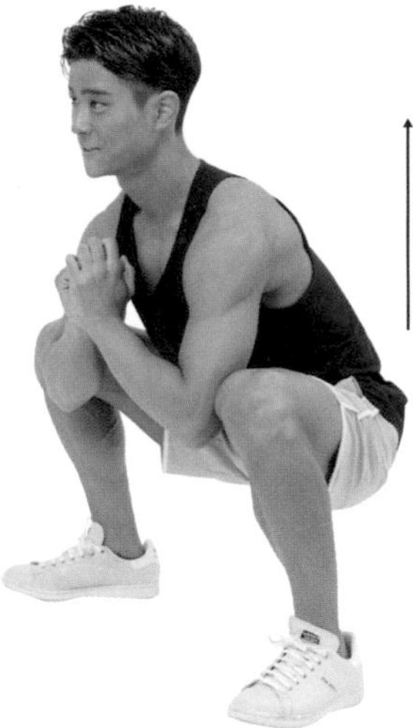

3

腰部下壓到一個程度後，再將臀部往上提，回到 1 的姿勢。再重複一樣的動作。

COLUMN 1

Naasuke 來解答！Q&A

由我來回答在社群網站或線上健身房常見的問題！
以我知道的理論為基礎，將練出理想身型的祕訣傳授給大家。

Q1 運動前該注意哪些事項呢？

A 飯糰或麵包都可以，總之要攝取碳水化合物。因為體內的能量不足，肌肉就會被消耗掉。大約在運動前 1 小時左右食用即可。不過像是步行之類的有氧運動則例外，在血糖較低的狀態進行輕度的有氧運動，較能消耗脂肪。

Q2 什麼時候運動會更有效果呢？

A 基本上不論什麼時候運動都是OK的，但我特別推薦早上運動。代謝與肌肉生成有密切的關係，代謝越高越容易生成肌肉，也容易消耗脂肪。在早晨這個區間鍛鍊的話，能夠維持一整天的高代謝狀態，提升運動的效率。

Q3 鍛鍊是餐前好還是餐後呢？

A 我比較推薦餐後。特別要提的是運動後的能量補給，也就是在所謂的黃金時段，即使攝取碳水化合物也不容易形成脂肪。另外，很想吃蛋糕或披薩這類高熱量的食物時，吃之前先運動會比較好喔。

※為了不要消耗掉肌肉量，鍛鍊前一定要補充些許的熱量。

Q4 可以做比指定的次數還要多次嗎？

A 若想要增加肌肉的話，以數據來說大肌肉做 8 次、小肌肉做 12 次是較有成效的。目標是雕塑身型的人，要再往上增加次數也 OK。想練出更多肌肉的人可以在訓練時增加負重，想辦法「在指定的次數中增加強度」就可以了喔。

Q5 反之，次數減少也沒關係嗎？

A 完全沒問題的！次數越少，對肌肉來說就是變成無氧運動，因此不會消耗卡路里，單純只對肌肉產生刺激。不過就算次數不多，重要的是能讓你覺得「吃力」、「很有感」就對了。身體若有這些反饋，就能得到一定的效果喔。

Q6 每天鍛鍊好幾次也可以嗎？

A 雖然鍛鍊多次也無所謂，但希望你要知道過度鍛鍊是伴隨著風險的，像是體重增加、肌肉痠痛、容易感冒……肌肉也容易被消耗掉。盡可能1天只做1遍也較能讓身體有時間恢復喔。

Q7 我覺得目標肌肉在鍛鍊後不是特別有感，該怎麼辦？

A 所謂的鍛鍊肌肉，就是讓肌肉伸縮。運動前可以先感覺一下肌肉是如何伸展收縮的。例如最有感的手臂，一邊觸碰手臂的肌肉，一邊伸展和彎曲手肘。伸展時肌肉會變得柔軟，彎曲時肌肉會變得緊繃，試著感受一下兩者之間的變化。

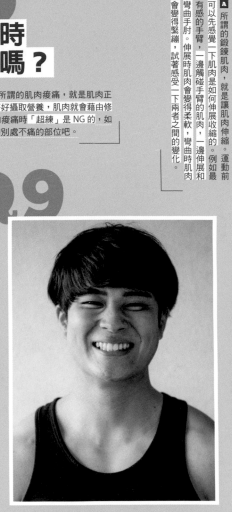

Q8 肌肉痠痛時可以休息嗎？

A 這種時候務必要休息！所謂的肌肉痠痛，就是肌肉正在受傷的狀態，只要之後好好攝取營養，肌肉就會藉由修復變得更強壯。所以在肌肉痠痛時「超練」是 NG 的，如果還是很想運動的話，就練別處不痛的部位吧。

Q9 在哪個時間點休息才好呢？

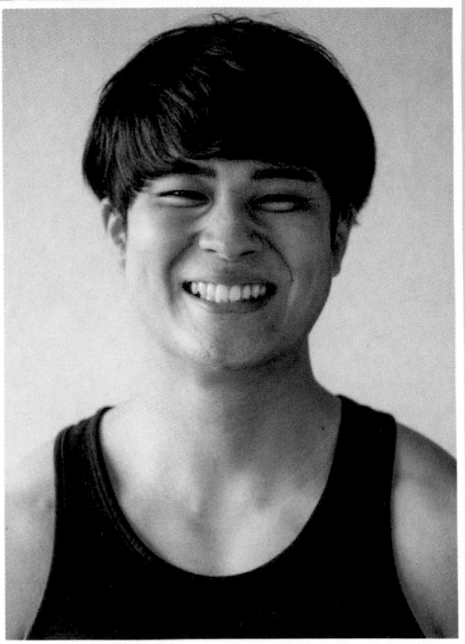

A 我的話，在氣喘不太過來以致影響下個鍛鍊時，就會稍作休息了。休息時間大約抓在調整好呼吸的1～3分鐘左右。單次鍛鍊的休息時間是越短越好，藉此縮短整體訓練的時間，肌肉也不容易分解。

Q10 快要撐不下去的時候該怎麼辦呢？

A 若是感到挫折，可能是目標訂得太高了，我認為最初的門檻調低一點，比較能堅持下去。像是沒辦法去健身房的時候，就改成「做個仰臥起坐5次也OK」，試著設定一個只要平時的3～4成的努力程度即可完成的目標吧。

Q11 在運動時覺得提不起勁，該怎麼提升動力呢？

A 首先在心裡描繪出具體的理想體格。接著設立短期的目標，例如「從明天開始的 3 天內要做這件事」。像「瘦 1kg」這樣的目標，只要無法達成就會喪失動力，因此我比較推薦只要有做就一定能達成的目標，例如「深蹲 5 次」。

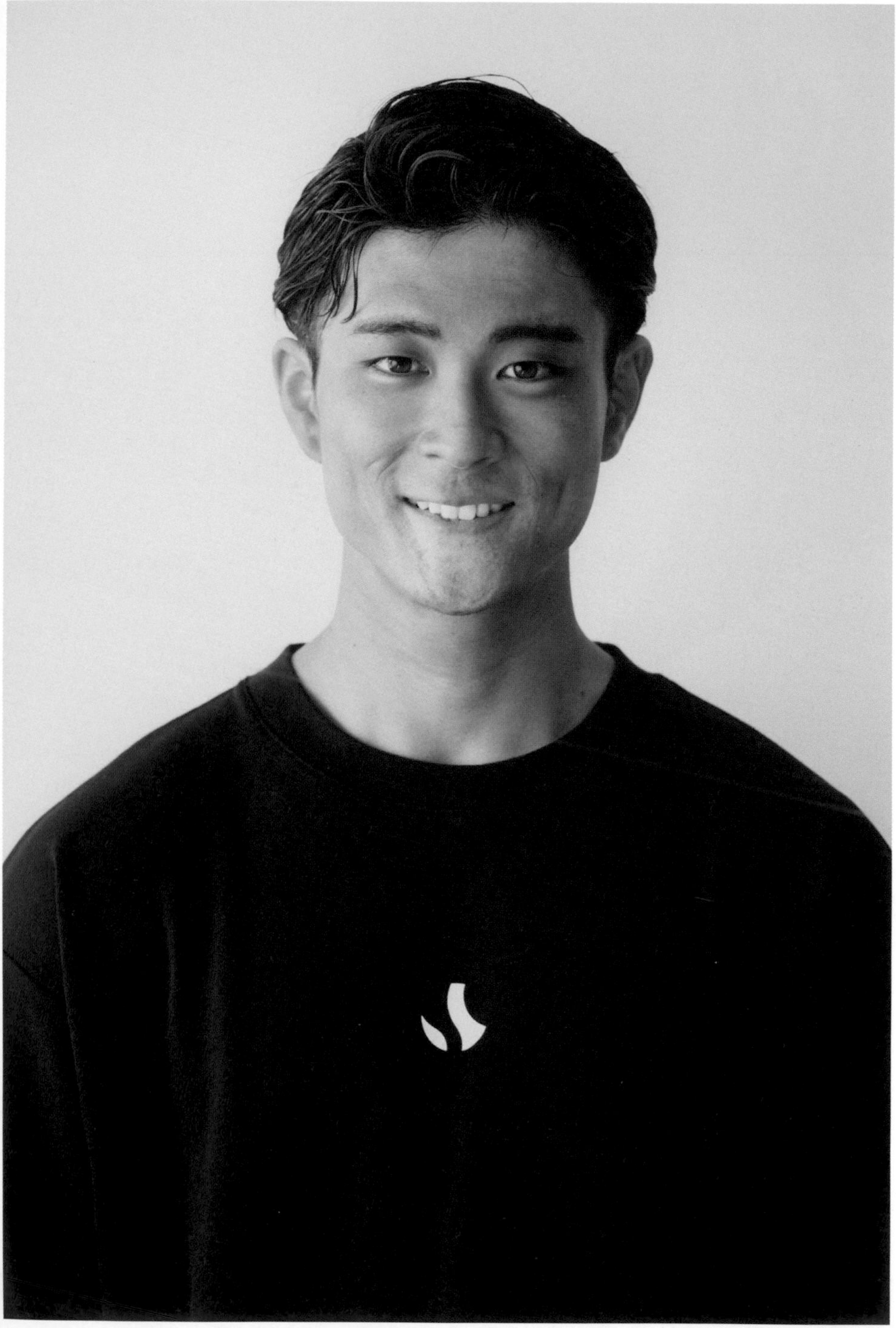

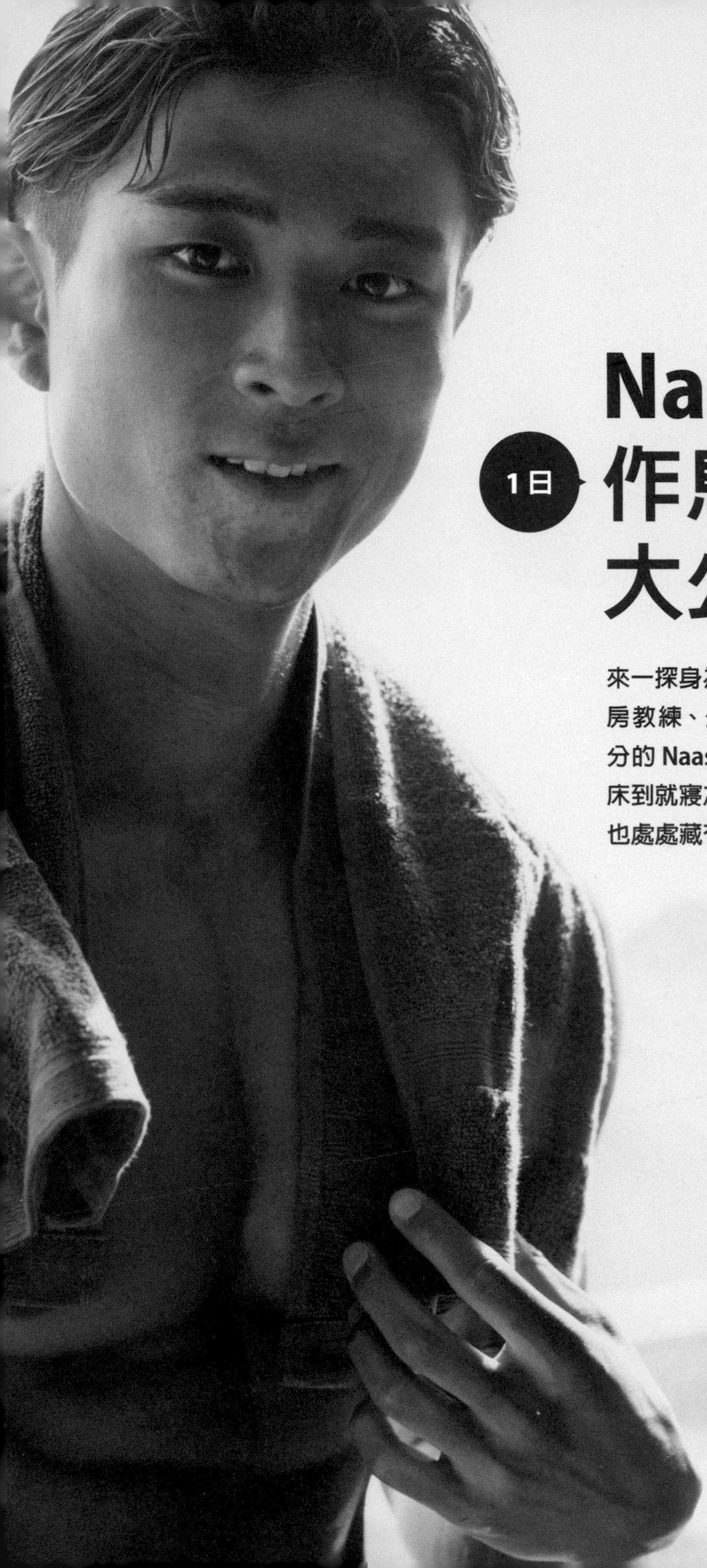

Naasuke 1日作息大公開

來一探身為 YouTuber、線上健身房教練、公司職員，擁有多重身分的 Naasuke 忙碌的 1 天！從起床到就寢之間規律的生活節奏中，也處處藏有雕塑身型的祕訣。

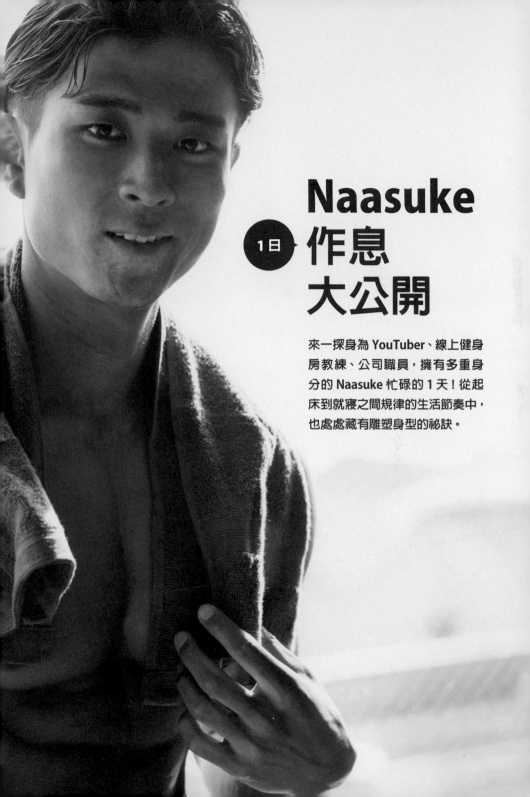

早
MORNING

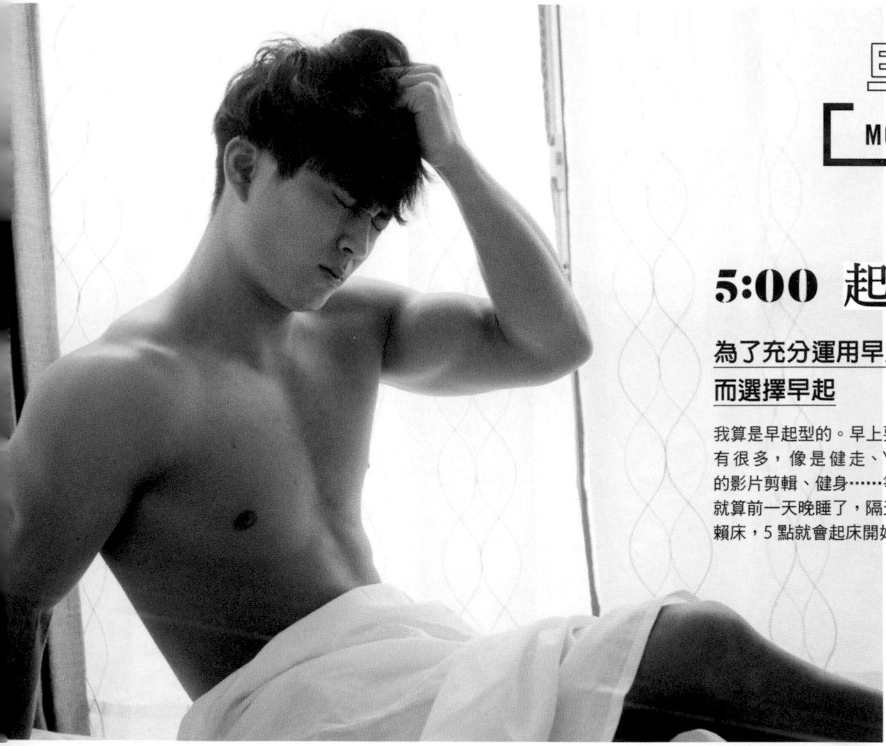

5:00 起床

為了充分運用早晨而選擇早起

我算是早起型的。早上要做的事有很多，像是健走、YouTube的影片剪輯、健身……等，所以就算前一天晚睡了，隔天也不會賴床，5 點就會起床開始活動。

5:05 喝咖啡醒腦

攝取具有燃燒脂肪效果的咖啡因

我每天早上起床後都會喝咖啡醒腦。除了單純喜歡咖啡以外，也相準了咖啡因可以燃燒脂肪的效果。我都是不加砂糖及牛奶，只喝黑咖啡。

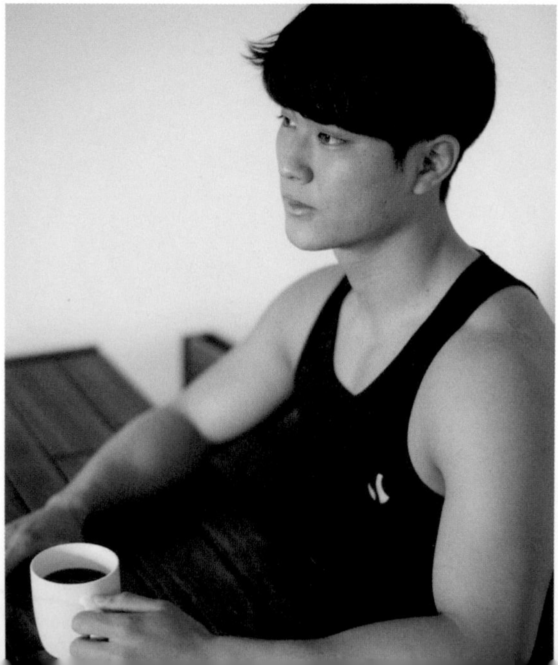

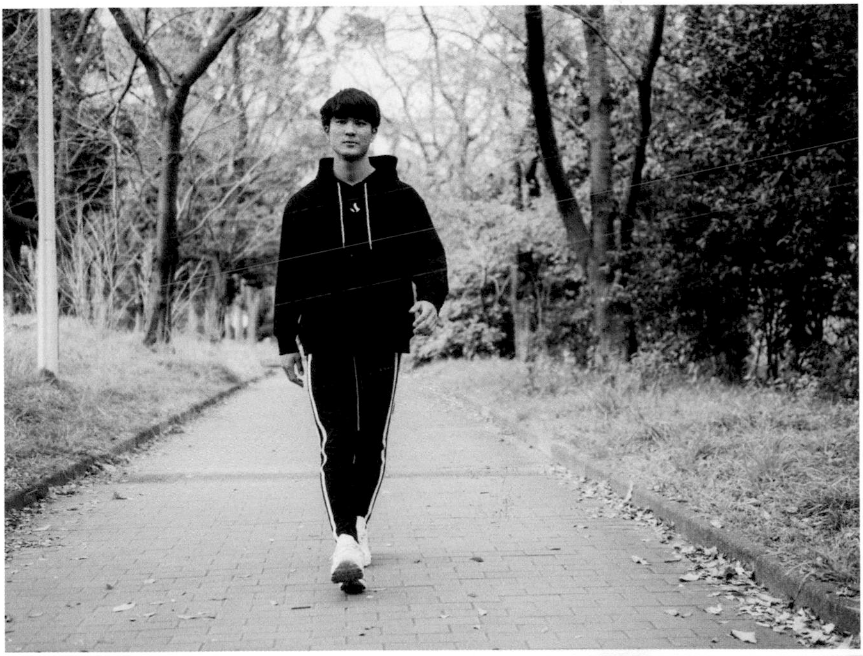

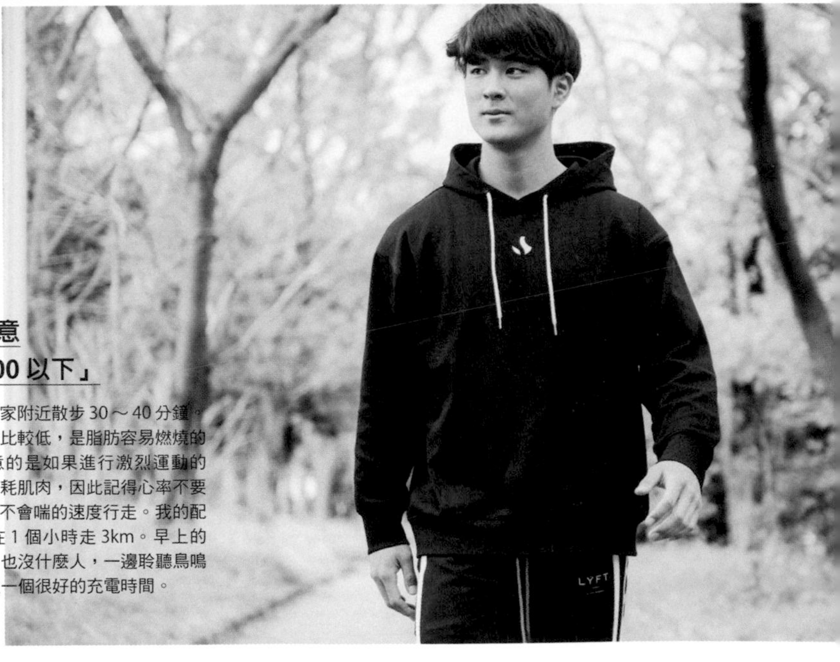

5:15
散步

邊走邊留意
「心率 100 以下」

早餐前我會在家附近散步 30～40 分鐘。早上的血壓還比較低，是脂肪容易燃燒的時段。要注意的是如果進行激烈運動的話，會容易消耗肌肉，因此記得心率不要超過 100，以不會喘的速度行走。我的配速大約是抓在 1 個小時走 3km。早上的街道很安靜，也沒什麼人，一邊聆聽鳥鳴一邊漫步，是一個很好的充電時間。

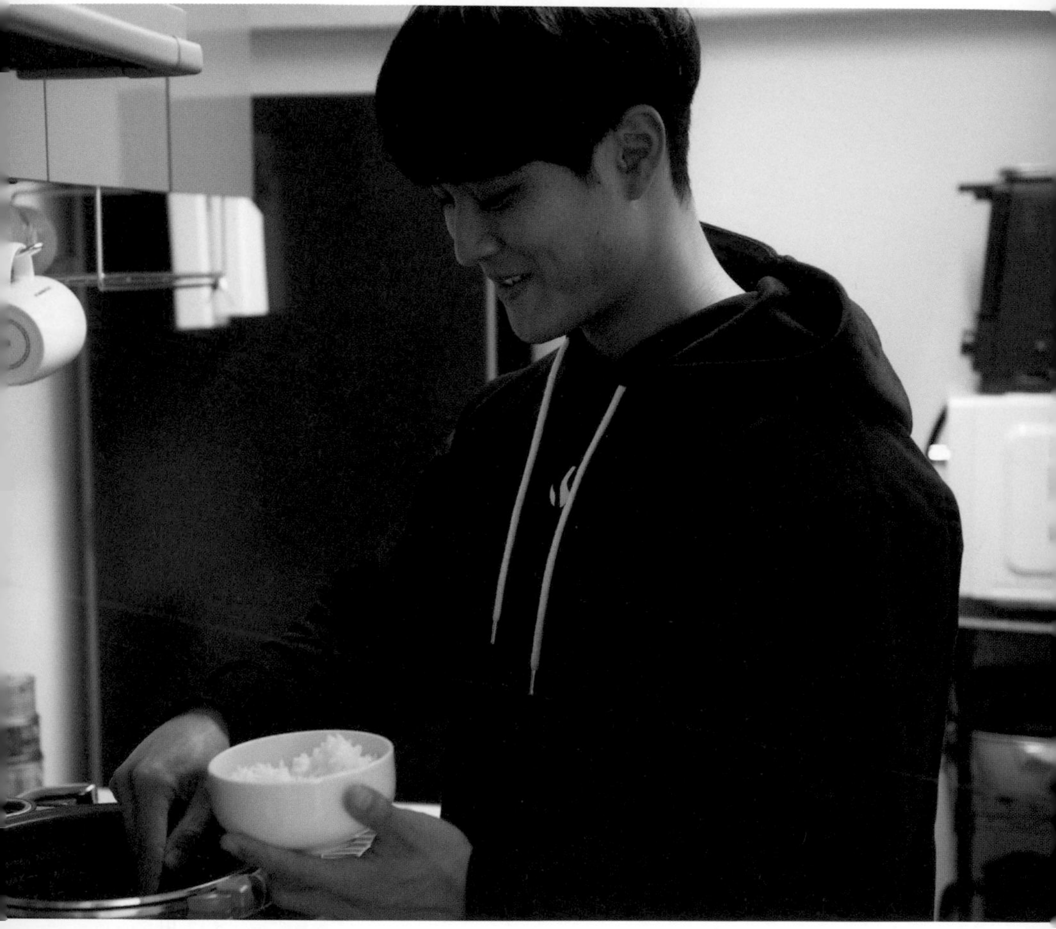

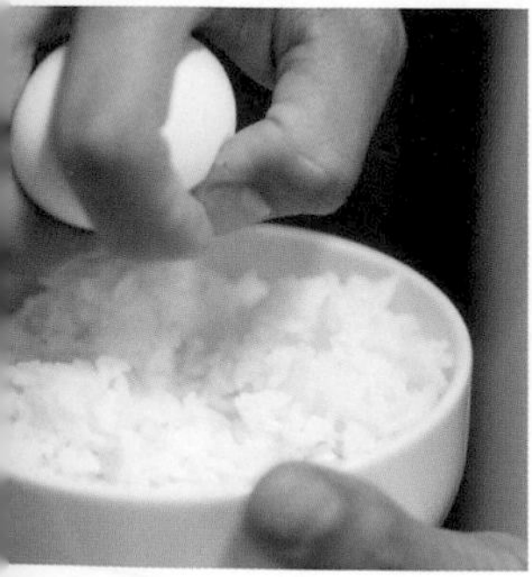

早

MORNING

5:50
回家～早餐

最喜歡的生雞蛋拌飯每天吃也 OK

早上一定都會吃生雞蛋拌飯！我前一晚就先將電子鍋設定預約早上煮飯，這樣散步回來以後就可以馬上享用。因為我還會依照當天的心情搭配香鬆或是鮭魚鬆，每天都吃不膩。

0:00 23:00 22:45 22:30 21:00 19:50 19:20

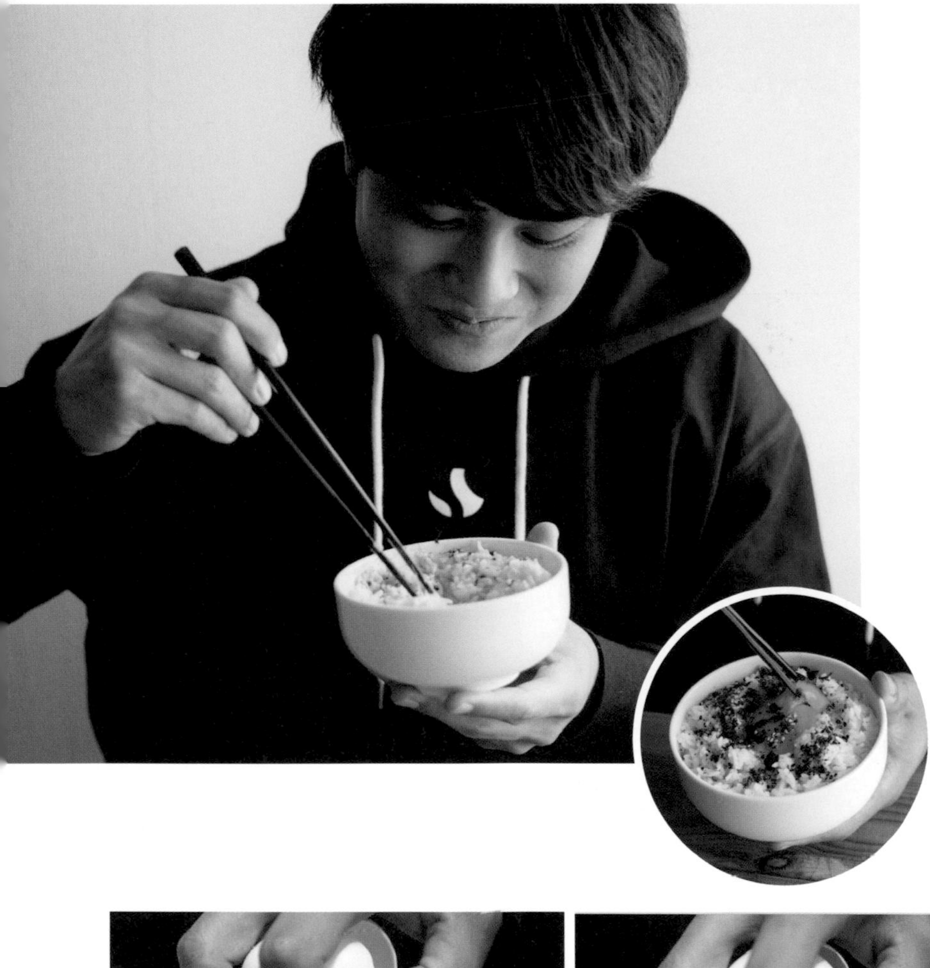

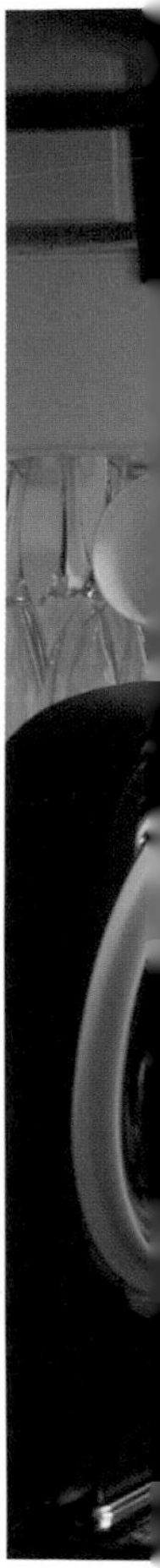

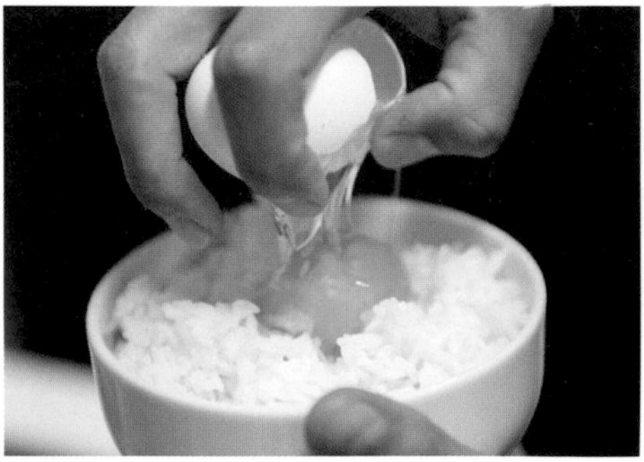

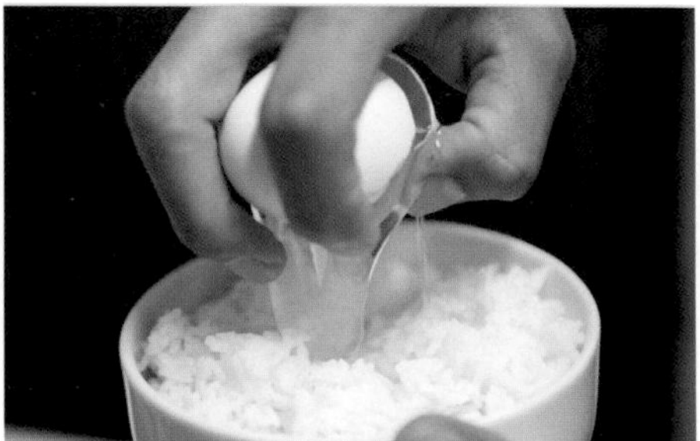

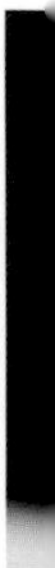

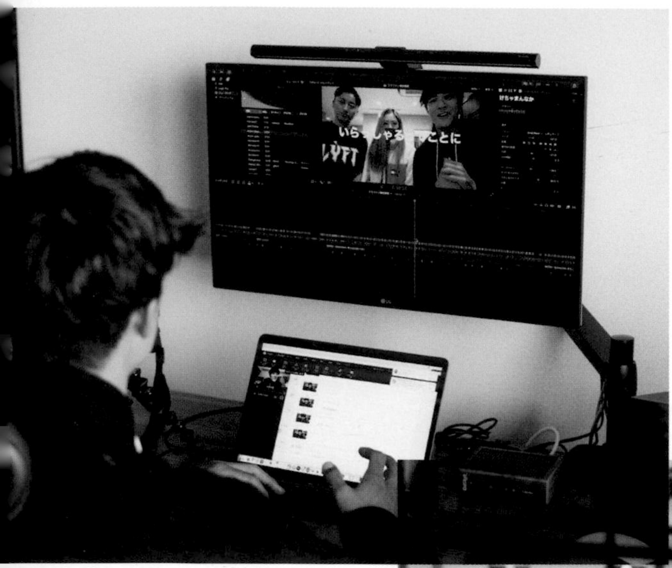

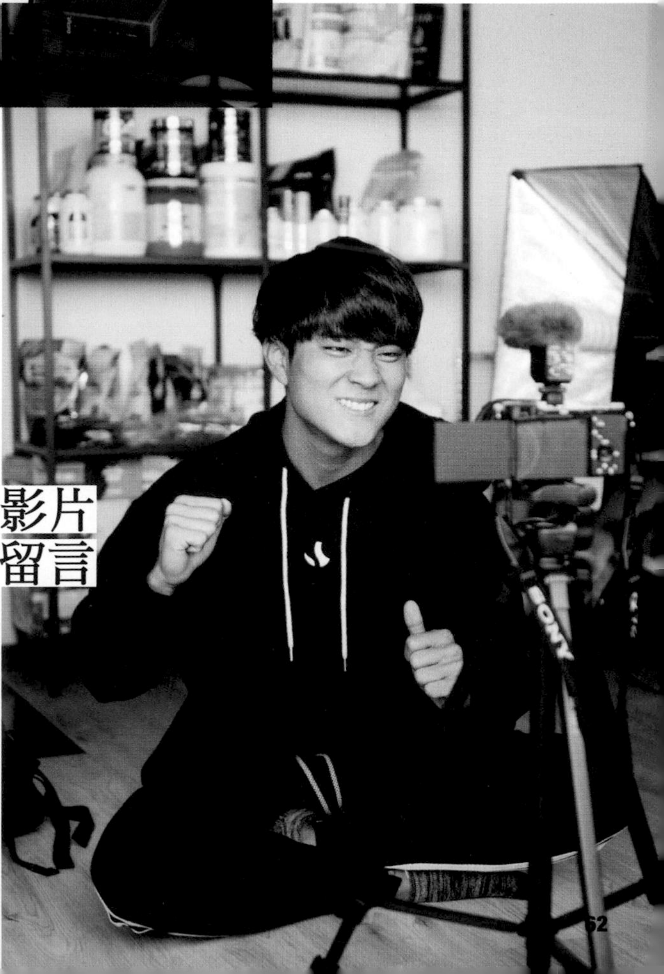

5:55

剪輯 YouTube 影片 回覆社群網站留言

趁著一早
著手影片的剪輯工作

我會利用早餐後的一段空閒時間，來剪輯前一天拍攝的影片，或是回覆社群網站裡留言的問題。看到自己發布的內容爆紅、得到很多人的迴響，真的是一件很開心的事呢。

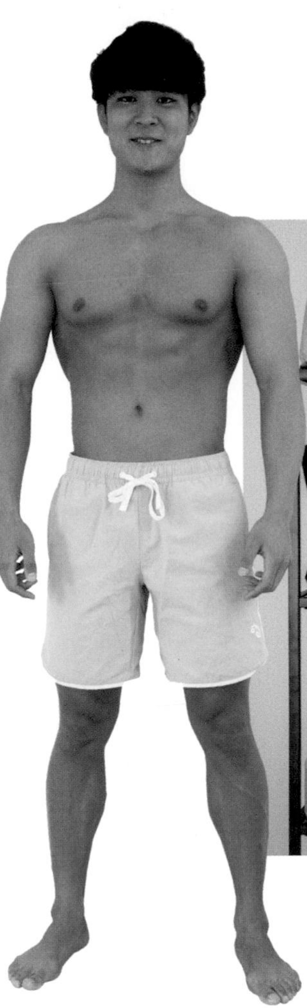

6:20 開始鍛鍊前先補充營養品

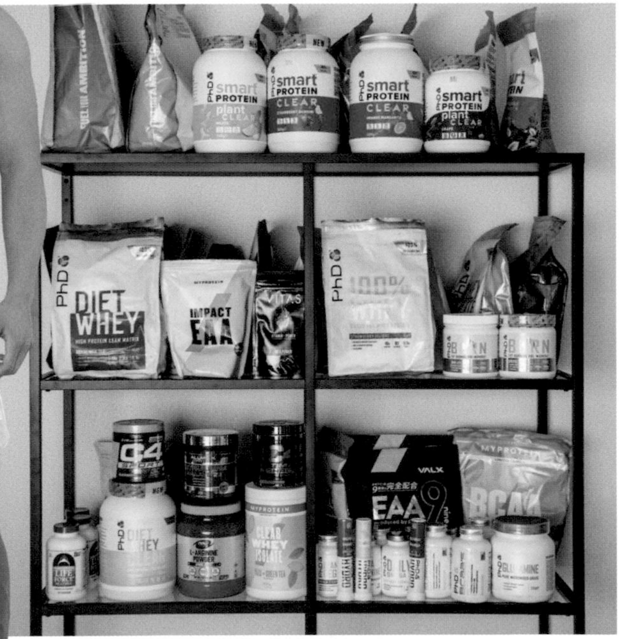

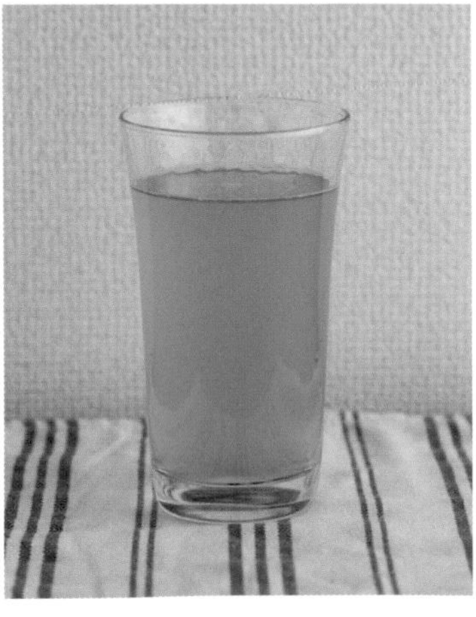

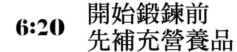

提高運動效果的營養補充品是不可或缺的

去健身房運動前，我會先飲用提高鍛鍊效果的營養補充品。我都是喝富含人體無法生成的必需胺基酸的「EAA」以及Pre-workout。EAA 有促進肌肉量提升的效果，可防止鍛鍊時肌肉分解的問題。Pre-workout 的成分則有咖啡因、精氨酸、瓜氨酸，雖然它的顏色讓人有些驚訝，但其實還算好喝喔。

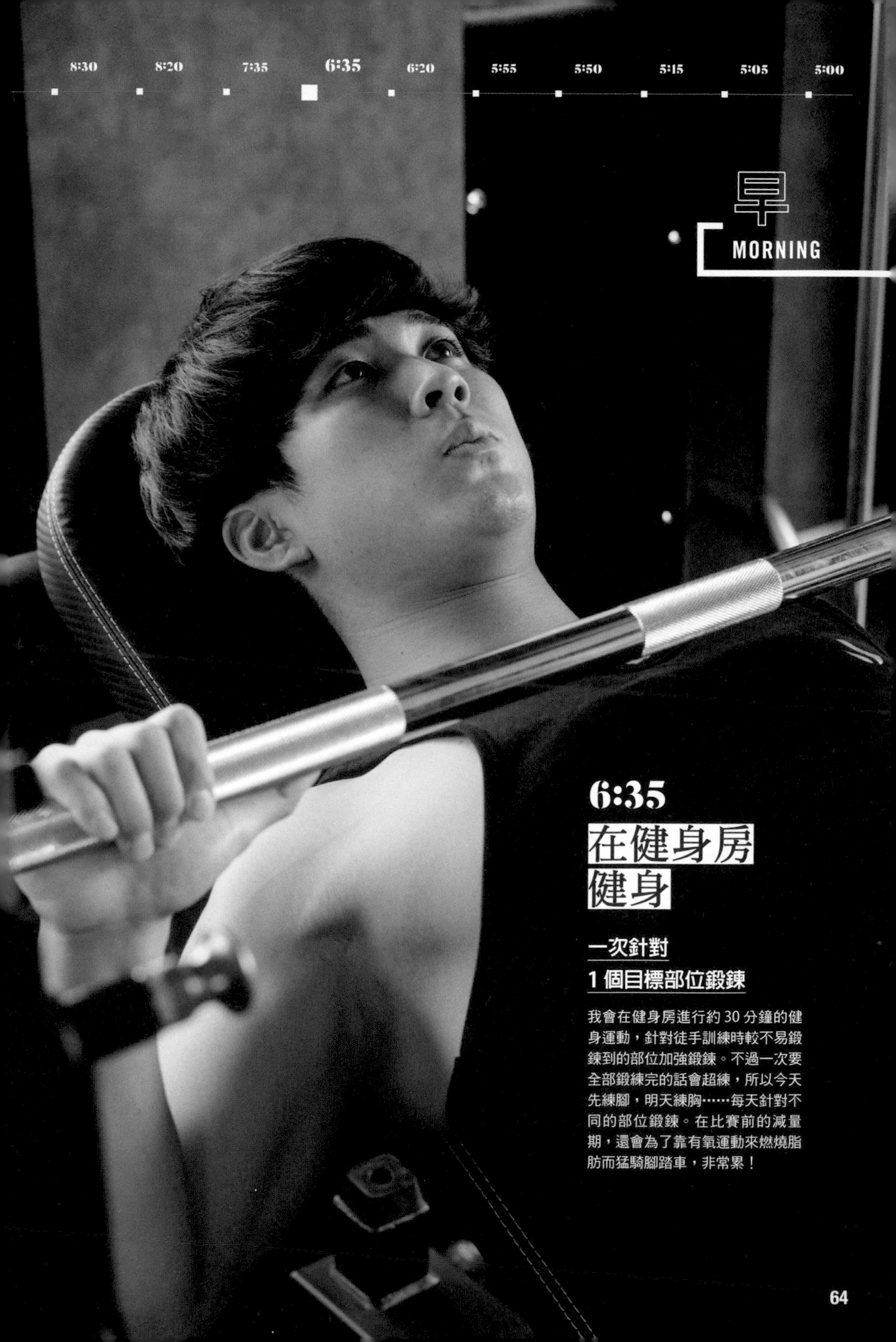

6:35
在健身房健身

一次針對
1 個目標部位鍛鍊

我會在健身房進行約 30 分鐘的健身運動，針對徒手訓練時較不易鍛鍊到的部位加強鍛鍊。不過一次要全部鍛練完的話會超練，所以今天先練腳，明天練胸……每天針對不同的部位鍛鍊。在比賽前的減量期，還會為了靠有氧運動來燃燒脂肪而猛騎腳踏車，非常累！

Naasuke
作息
大公開

0:00 23:00 22:45 22:30 21:00 19:50 19:20

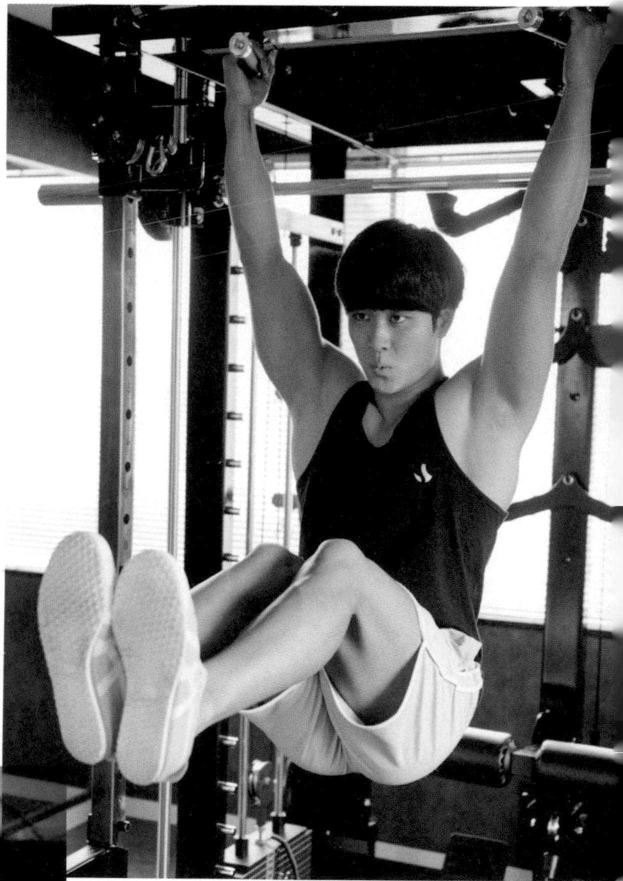

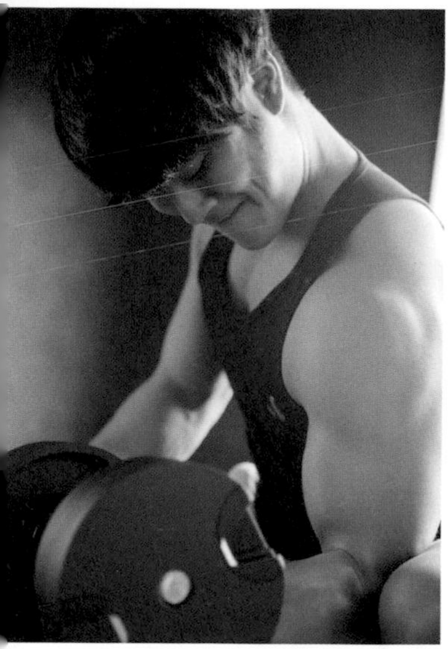

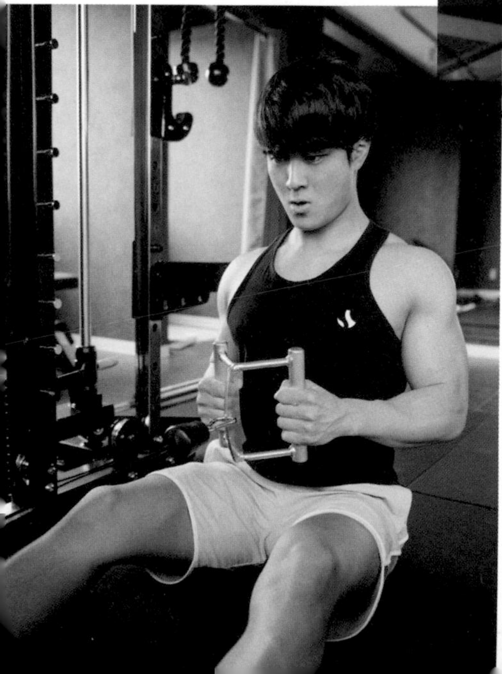

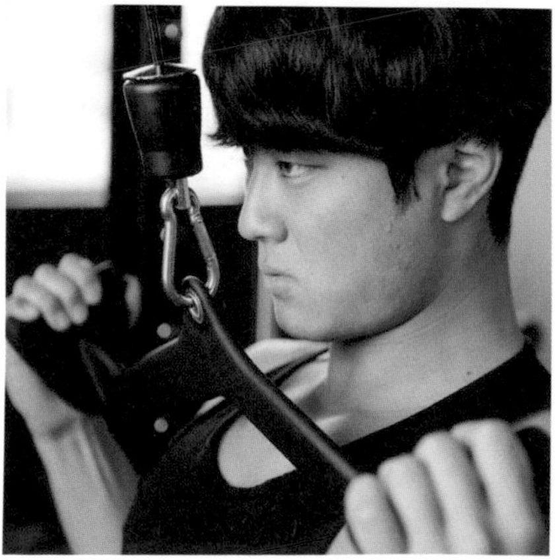

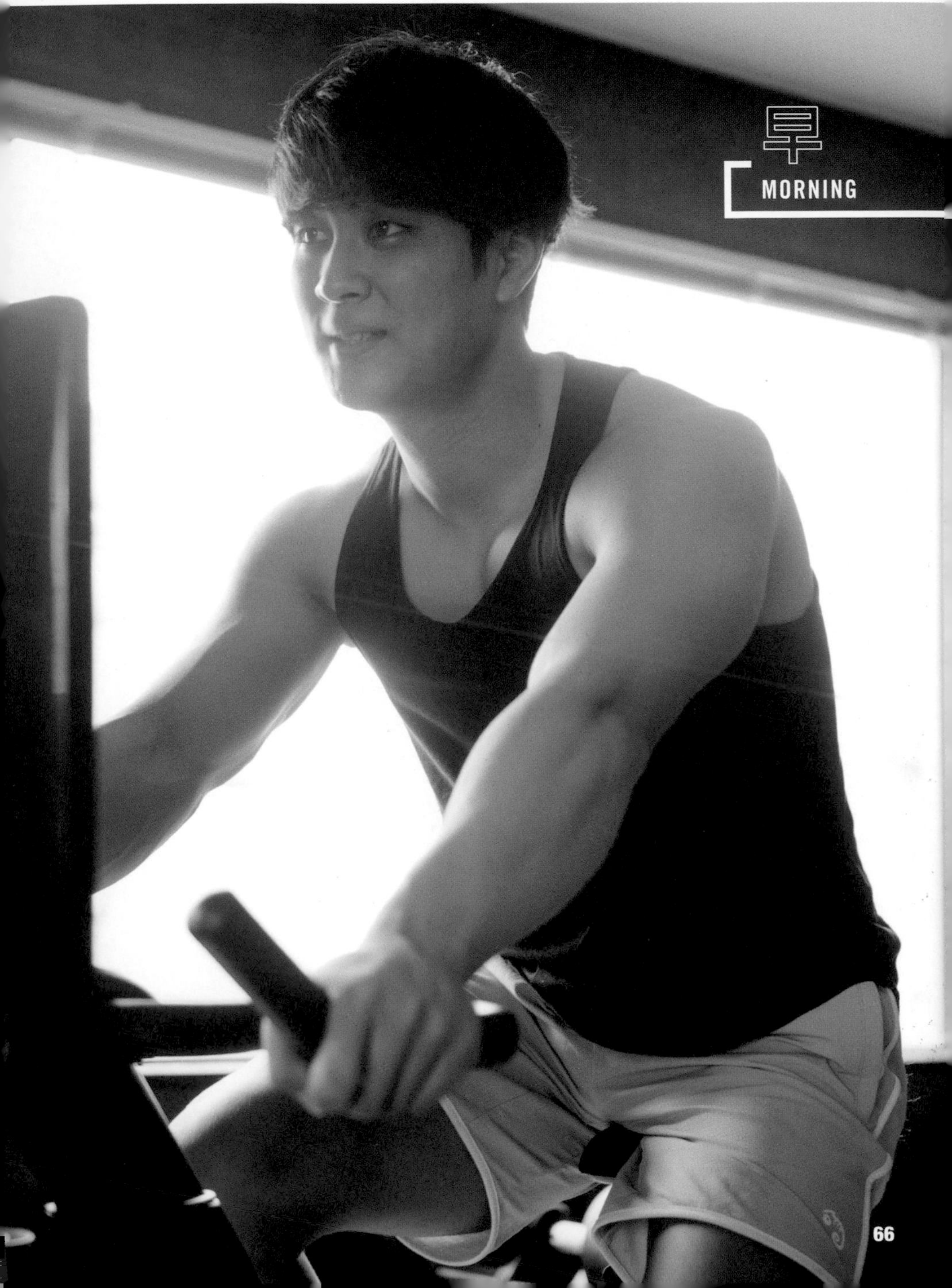

早
MORNING

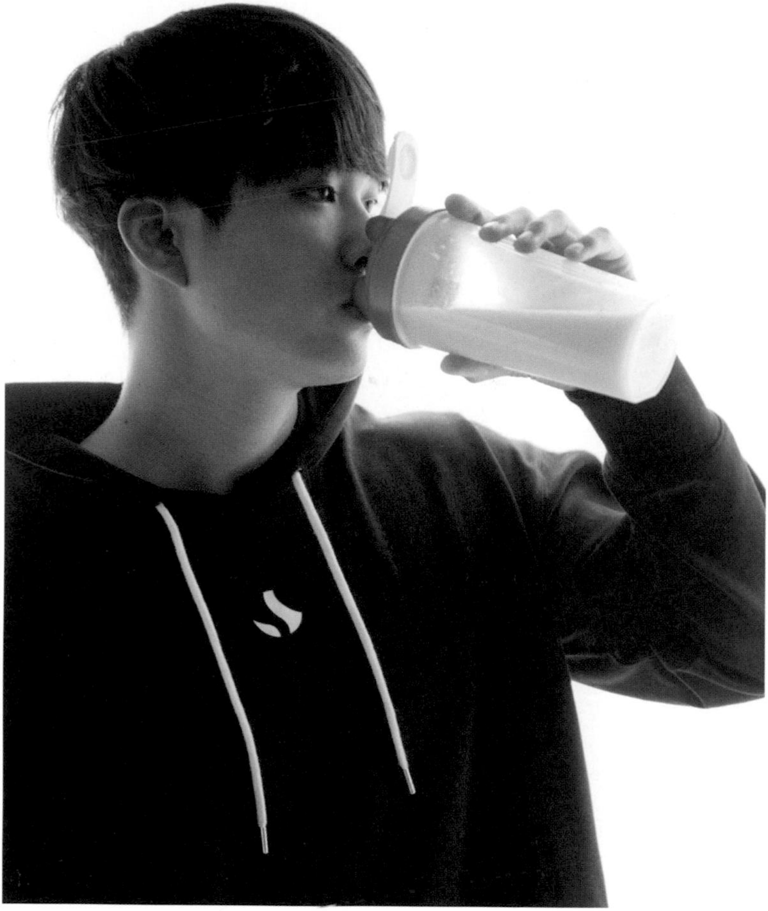

7:35
回家～攝取乳清蛋白

健身就靠運動後的乳清蛋白

為了修復鍛鍊後受傷的肌肉，我回家後會飲用乳清蛋白。這是雕塑體格的人的必需品！口味有水果口味、巧克力口味……等各式各樣的品項，可以依照不同的心情搭配選擇。

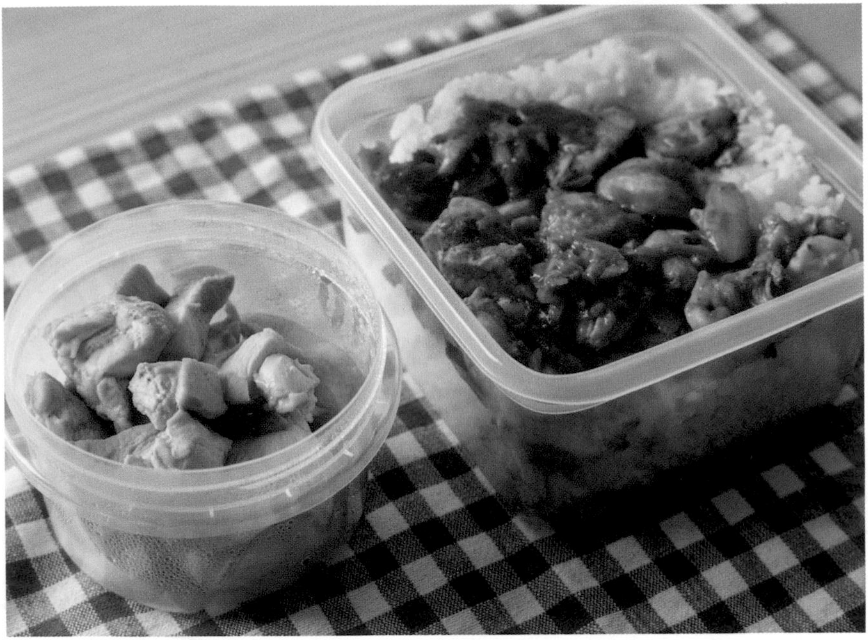

8:20
做便當

早
MORNING

午餐也要攝取高蛋白

帶去公司的便當，也是每天我自己手作。說是這麼說，但其實菜色幾乎都只有 1 種，就是白米＋柴魚醬油燉煮的雞胸肉 400g。如果還有時間的話，就再打顆蛋，或是加泡菜一起炒一炒。

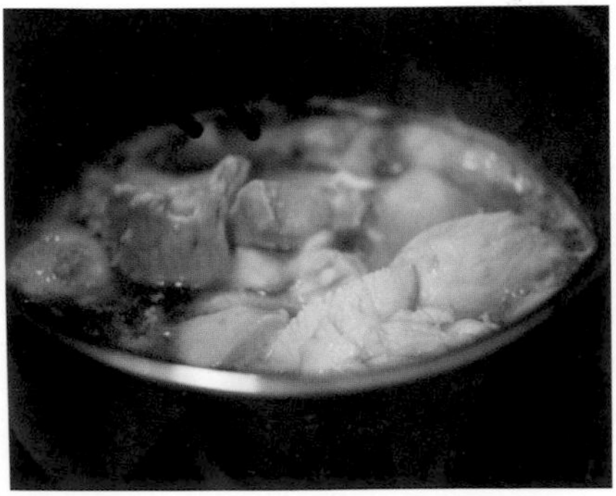

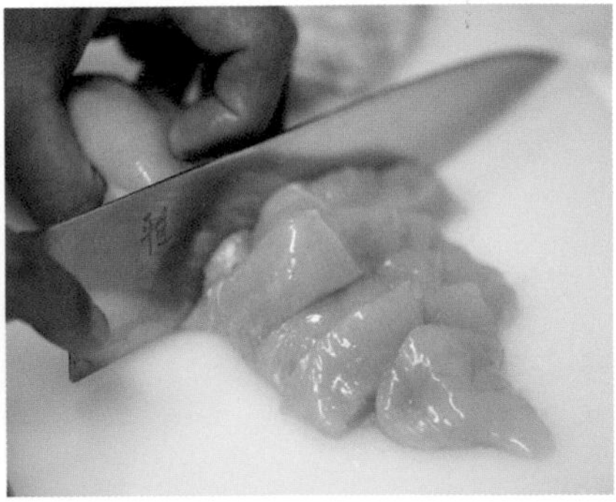

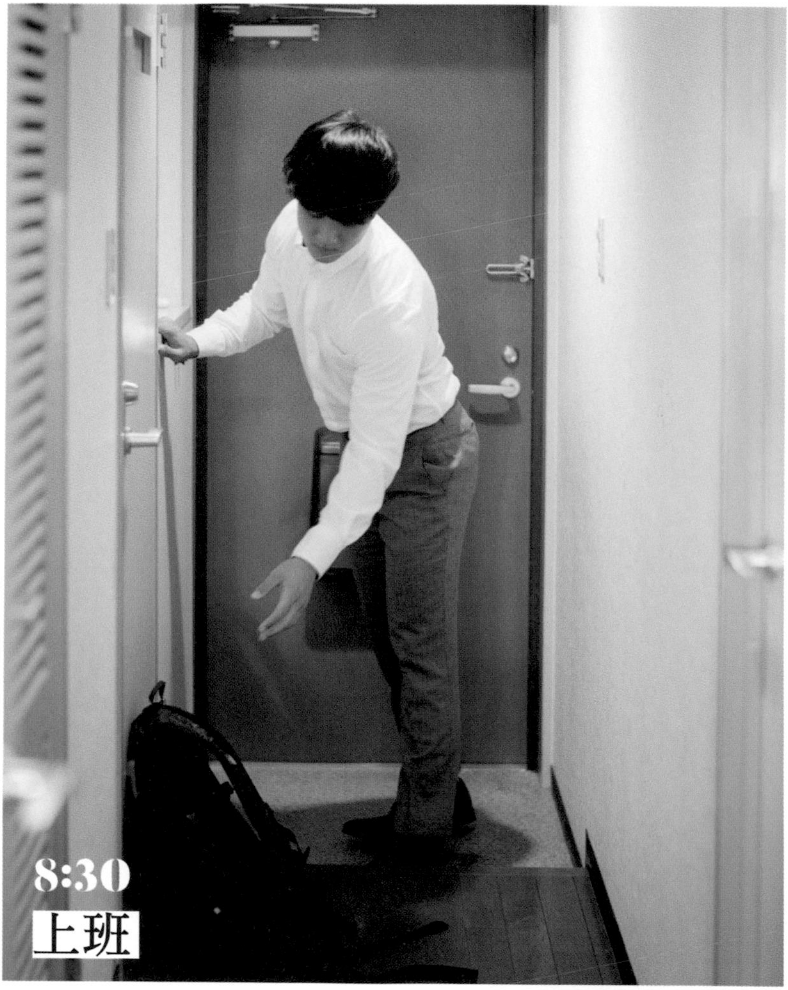

白天是努力工作的上班族

出發到畢業後就一直任職到現在的科技公司上班。在公司，我發揮大學時期所學的系統相關知識，擔任 SE 工程師進行應用程式的開發工作。由於平常不會與公司以外的人接觸，所以不需要穿西裝，只要辦公室休閒裝就 OK！雖然我平日的工作與 Naasuke 的活動是完全不同的領域，不過現在能流暢地剪輯影片，或許就是因為平常都有在接觸電腦的關係吧。

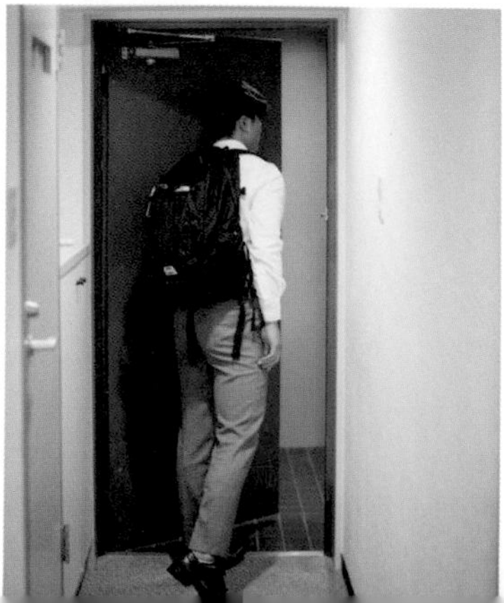

19:20 回家～攝取乳清蛋白

晚

NIGHT

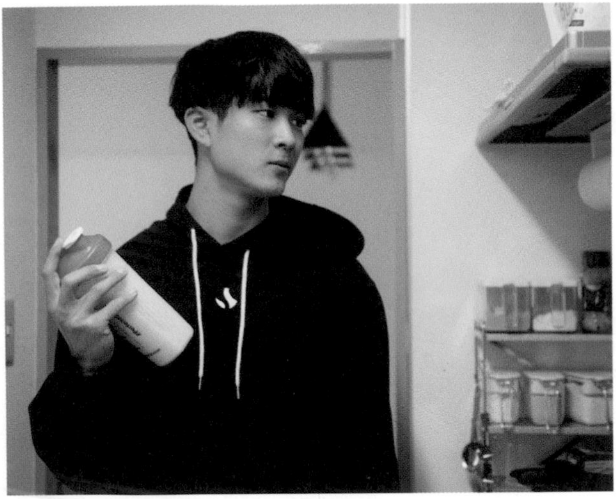

也能達到緩解身體疲勞的效果

工作終於結束了！我們公司幾乎不用加班，可以準時回家真的是很棒的事。我回家後會喝本日第二次的乳清蛋白。或許各位會覺得又不是剛剛運動完，為什麼還要喝呢？其實比起一次大量攝取乳清蛋白，分次喝的吸收效果是比較好的。同時也能消除疲勞，想必可以為工作後疲憊的身體帶來恢復的效果！

19:50 YouTube 拍片·剪輯
21:00 線上健身房

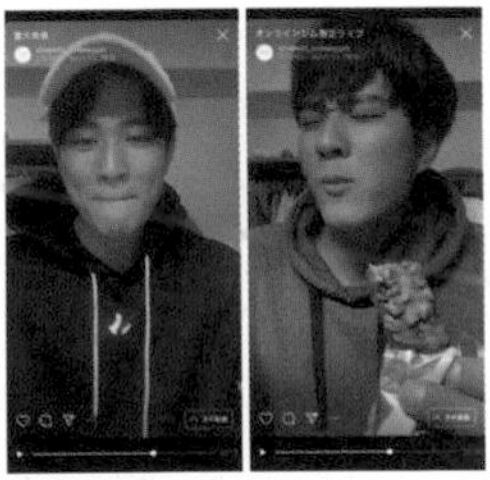

和朋友一起連線雕塑體格

稍作休息後，便開始「Naasuke」的活動。製作 1 支 YouTube 的影片大約需要 6 個小時，我有很多想發布的東西，不知道大家喜歡什麼樣的題材呢……？不論早晚，我都會一邊思考這個問題，一邊努力拍片或剪輯。結束後就開始進行線上健身房的課程。不管是因為距離問題無法上健身房的人、或是身邊沒有一起練肌肉的朋友，我都想和大家一起朝著理想的身型努力。

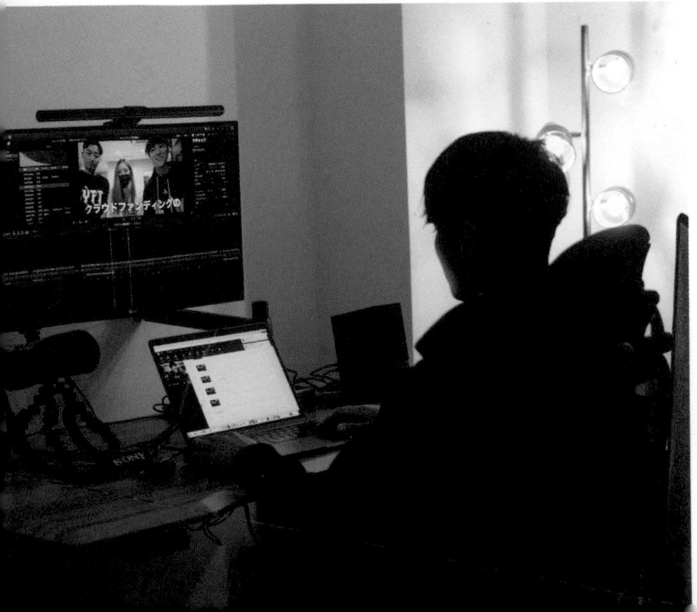

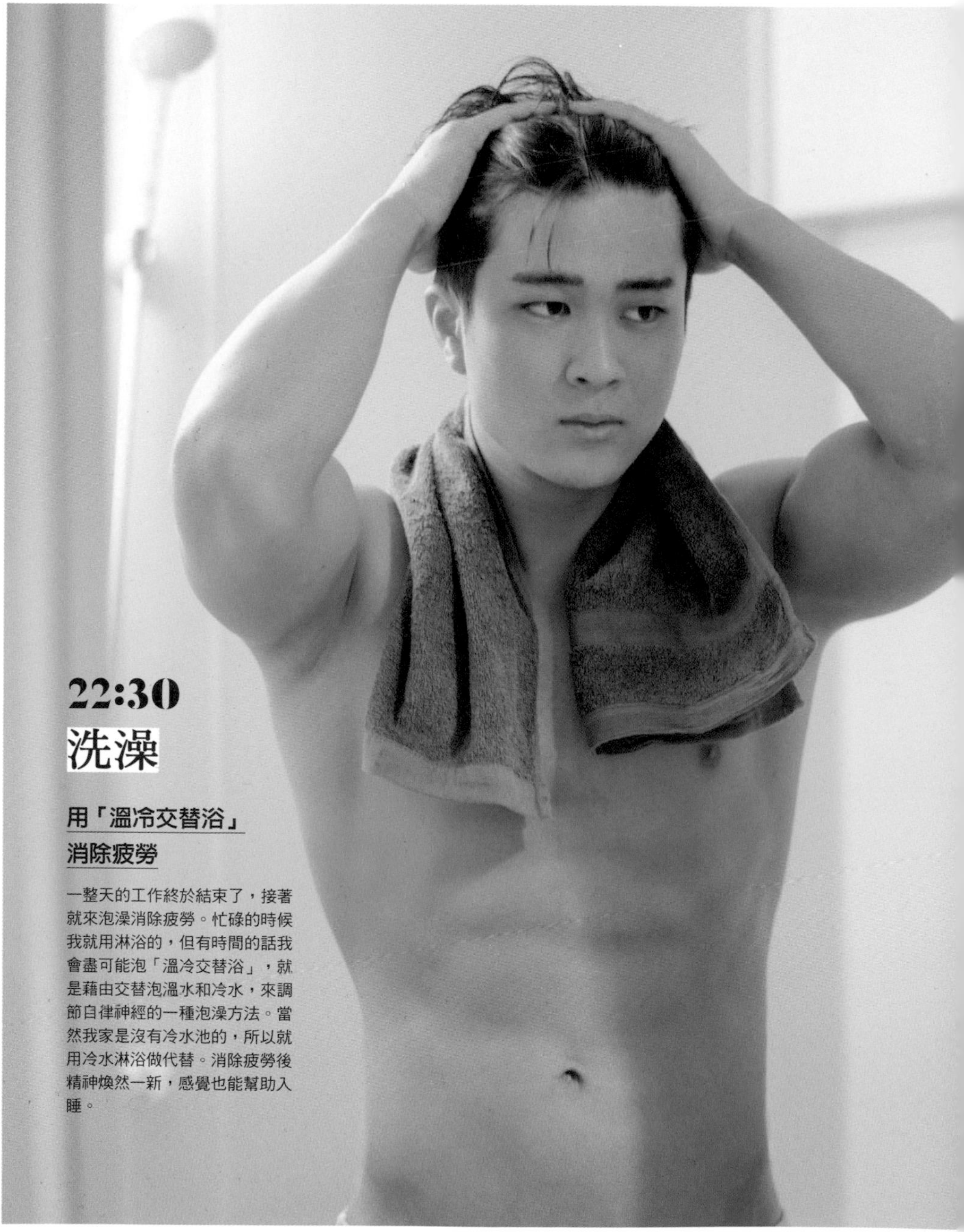

22:30
洗澡

用「溫冷交替浴」消除疲勞

一整天的工作終於結束了，接著就來泡澡消除疲勞。忙碌的時候我就用淋浴的，但有時間的話我會盡可能泡「溫冷交替浴」，就是藉由交替泡溫水和冷水，來調節自律神經的一種泡澡方法。當然我家是沒有冷水池的，所以就用冷水淋浴做代替。消除疲勞後精神煥然一新，感覺也能幫助入睡。

晚
NIGHT

22:45
洗滌、準備隔天的餐食 設定電子鍋

23:00
晚餐

0:00
就寢

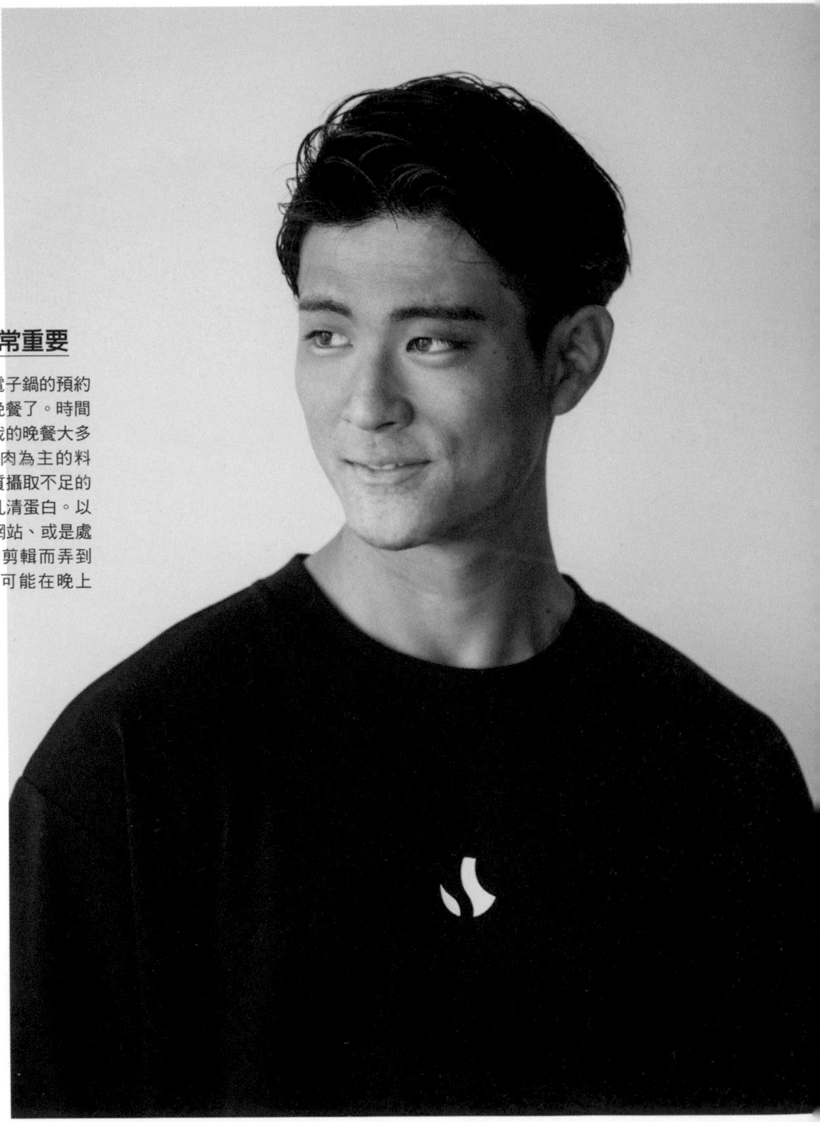

充足的睡眠
對於健身也非常重要

清潔便當盒、設定電子鍋的預約煮飯後，終於要吃晚餐了。時間很晚對吧（笑）。我的晚餐大多也是以白飯和雞胸肉為主的料理，如果感覺蛋白質攝取不足的話，也會在睡前喝乳清蛋白。以前會因為瀏覽社群網站、或是處理 YouTube 影片的剪輯而弄到半夜，但近期都盡可能在晚上 12 點上床睡覺。

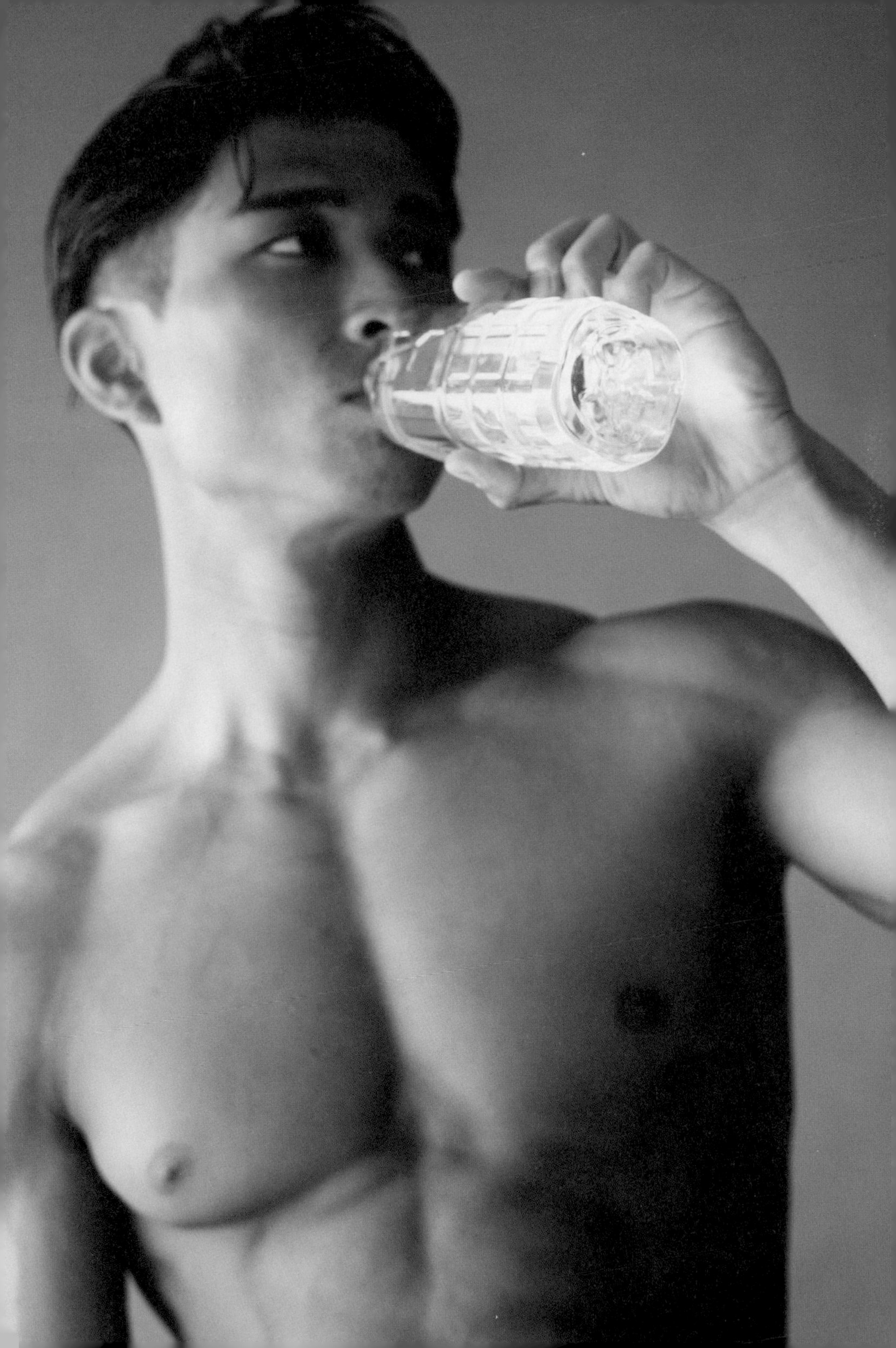

COLUMN 2

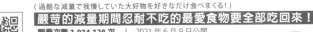

YouTube「なーすけ Fitness」熱門影片排行

影片題材含括鍛鍊肌肉到日常生活的 YouTube 頻道「なーすけ Fitness」，在此介紹播放次數前 10 名的影片！ 每支影片都值得一看喔。

BEST 3

1
(【PV】文化部が本気で 3ヶ月筋トレした結果)
【PV】文化社團花 3 個月認真練肌肉的成果
觀看次數 3,021,713 次 ｜ 2019 年 11 月 3 日公開
https://youtu.be/vNEmd1M2n1M

2
(過酷な減量で我慢していた大好物を好きなだけ食べまくる!)
嚴苛的減量期間忍耐不吃的最愛食物要全部吃回來！
觀看次數 1,934,128 次 ｜ 2021 年 6 月 9 日公開
https://youtu.be/czSsgi56SHE

3
(理系文化部の男達の熱い戦い)
理科文化社團男子們的熱血奮戰
觀看次數 1,585,985 次 ｜ 2019 年 11 月 8 日公開
https://youtu.be/huu0khLHn04

4
(いざ決戦!
全身全霊で大会に挑みます!)
終於來到決賽！
全心全意挑戰比賽！
觀看次數 962,726 次 ｜ 2021 年 6 月 7 日公開
https://youtu.be/YL4dhntuhGE

5
(【短期間で変えた】1 年で筋肉を
つけた方法を細かく解説してみた)
【短期內的改變】詳細解說
1 年內練出肌肉的方法
觀看次數 874,088 次 ｜ 2020 年 10 月 21 日公開
https://youtu.be/ie6-F4D-GcQ

6
(【厳選】筋トレ 1 年目に
知っておきたかったこと 10 選)
【嚴選】鍛鍊肌肉的第 1 年
一定要知道的 10 件事
觀看次數 807,276 次 ｜ 2021 年 9 月 2 日公開
https://youtu.be/32IEMui0mC4

7
(僕達について全て話します)
暢聊我們的一切
觀看次數 686,858 次 ｜ 2021 年 7 月 13 日公開
https://youtu.be/ajLWHyllh2g

8
(1 人暮らし社会人 (1 年目) の
モーニングルーティン)
獨立生活上班族（第 1 年）
的早上作息
觀看次數 674,435 次 ｜ 2020 年 9 月 5 日公開
https://youtu.be/6YBdxd8_CqQ

9
(【フル食】脂肪をストレスなしで
削ぎ落とす食事法を紹介!)
【一日飲食】
零壓力鏟脂飲食法！
觀看次數 649,475 次 ｜ 2021 年 5 月 8 日公開
https://youtu.be/dD-hM7Mrg-0

10
(1 人暮らし社会人 (1 年目) の
ナイトルーティン)
獨立生活上班族（第 1 年）
的晚上作息
觀看次數 601,647 次 ｜ 2020 年 9 月 8 日公開
https://youtu.be/ArPdjz1wV5g

觀看次數為 2022 年 1 月 31 日的統計數據

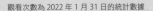

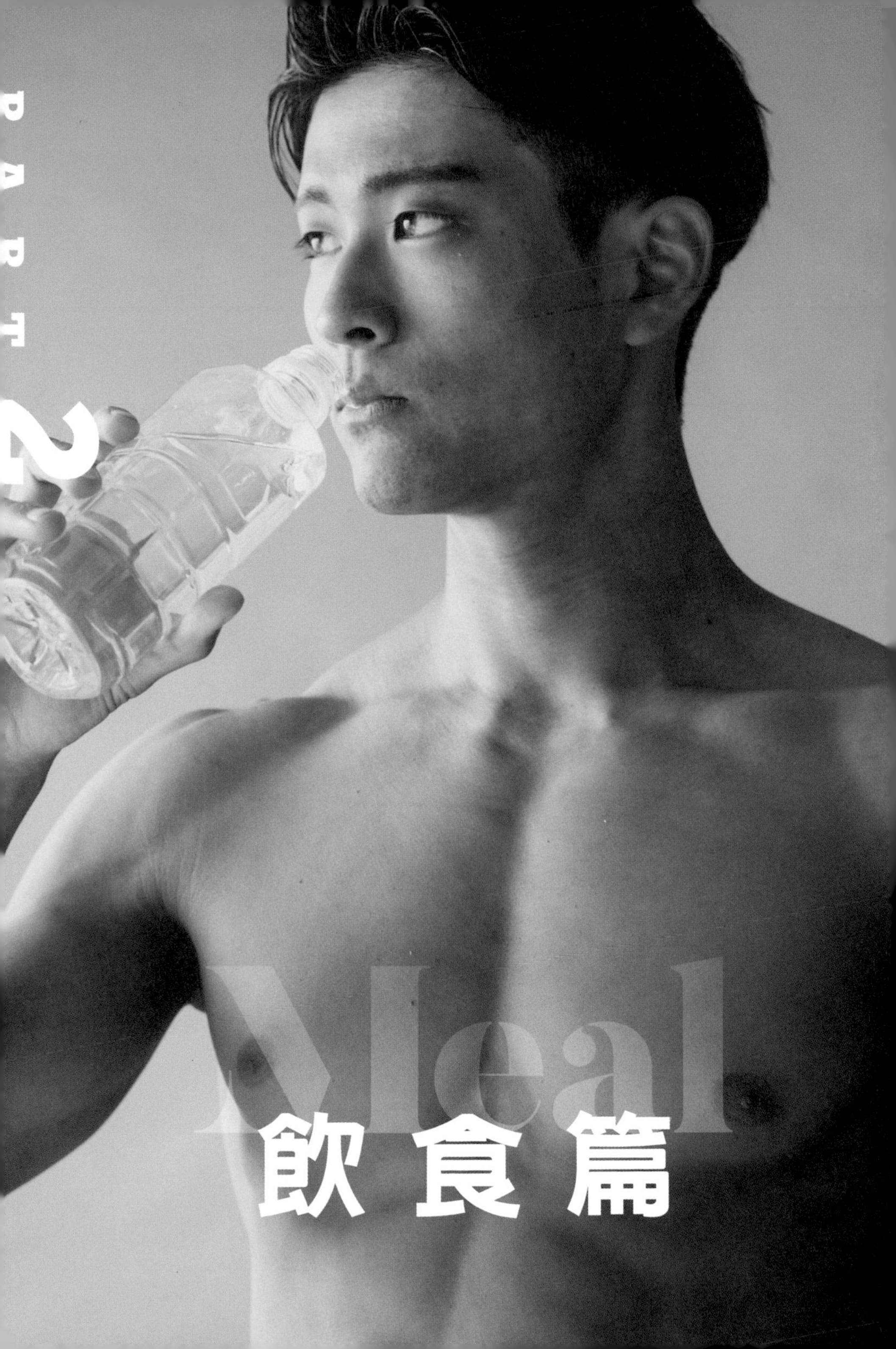

PART 2 Meal 飲食篇

日常的飲食中我重視的有3件事，「每天攝取的總卡路里」、「PFC平衡」、「吃的時間與次數」。

增量期或是剛結束減量期時我不會太在意，但減量期的標準是設定在「1天2600大卡」，一邊計算熱量一邊攝取飲食。

「PFC平衡」指的是三大營養素的蛋白質（P）、脂質（F）、碳水化合物（C）的比例。我會盡可能攝取體重（kg）×2g以上的蛋白質，脂質則大約抓在肌肉量（kg）×0.8的克數，最後用碳水化合物來補足剩餘的卡路里量。

POINT

飲食時的注意要點

我的日常飲食算是較不嚴謹的，就算單次的用餐無法達到平衡，只要一整天下來的總平衡有達到標準大概就可以了。

想要瘦身的話，不吃東西是絕對不可行的。不吃東西的話，好不容易練起來的肌肉會被消耗掉，而且穩定飲食也能讓身體保持一定的溫度，代謝較能提高。

我偶爾也會有想吃垃圾食物或甜點的時候，只要謹記「要吃就要動！」就沒問題了。為了能堅持下去，我也會盡量不要把自己逼得太緊。

在飲食方面一直忍耐的話會容易因為累積壓力而放棄。正因為如此，偶爾讓自己吃些喜歡的東西、或是垃圾食物，以結果來看是比較能長久持續下去的。

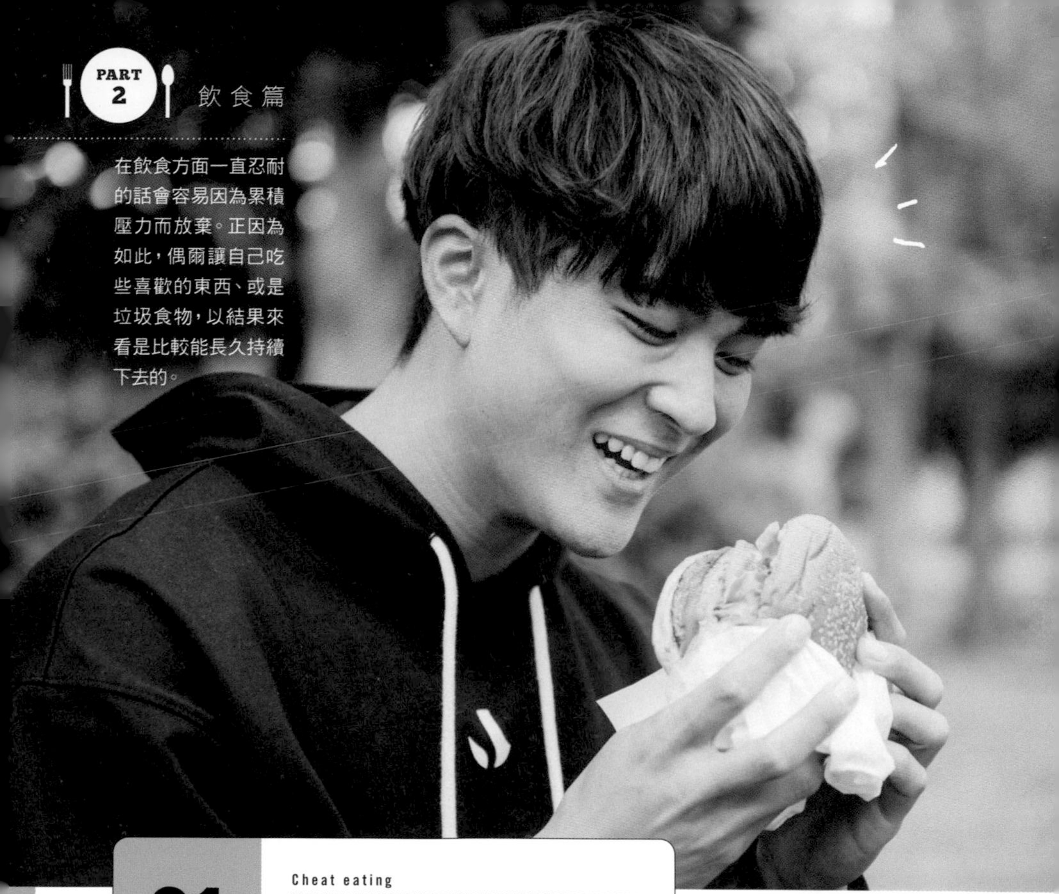

MEAL 01

Cheat eating

偶爾也會爆吃！

卯起來吃些喜歡的食物，來排解壓力吧

看到我的體格的人，大概都會覺得「這個人在飲食方面肯定非常自律吧」，但其實我偶爾也會「爆吃」的（笑）。我在 YouTube 影片中也有公開吃過各種被列入減肥地雷的高熱量食物，像是漢堡、拉麵、甜甜圈……其實這也是為了排解壓力而做的。

我會重複進入為了增肌而增加體重的「增量期」，以及減掉多餘脂肪的「減量期」，每 3 個月輪替 1 遍。在比賽前會進行嚴格的飲食控制，連白飯都不能吃，因此很容易累積壓力。

當然，要是每天都這樣的話是不行的，只是幾個月才爆吃個 1 次的話，對身體不會有影響，特別是減量期結束後的漢堡，你知道那有多好吃吧！

所以我有時候會透過放鬆吃自己喜歡的東西，讓自己努力撐過減量期。

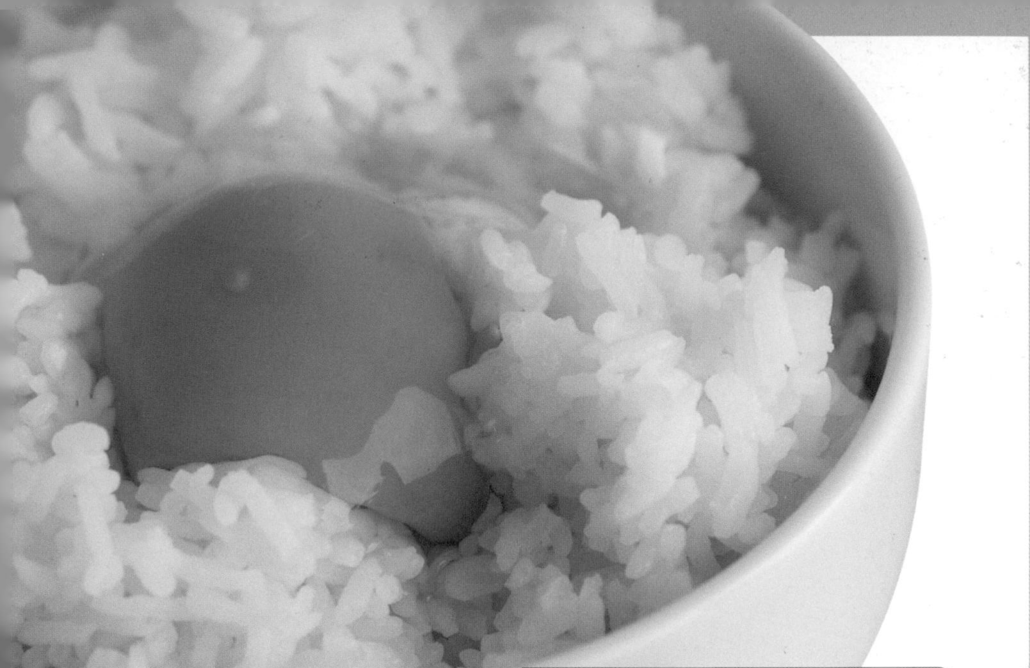

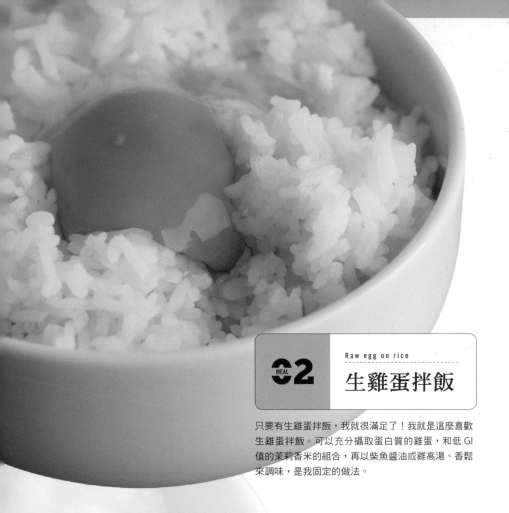

MEAL 02

Raw egg on rice

生雞蛋拌飯

只要有生雞蛋拌飯，我就很滿足了！我就是這麼喜歡生雞蛋拌飯。可以充分攝取蛋白質的雞蛋，和低 GI 值的茉莉香米的組合，再以柴魚醬油或雞高湯、香鬆來調味，是我固定的做法。

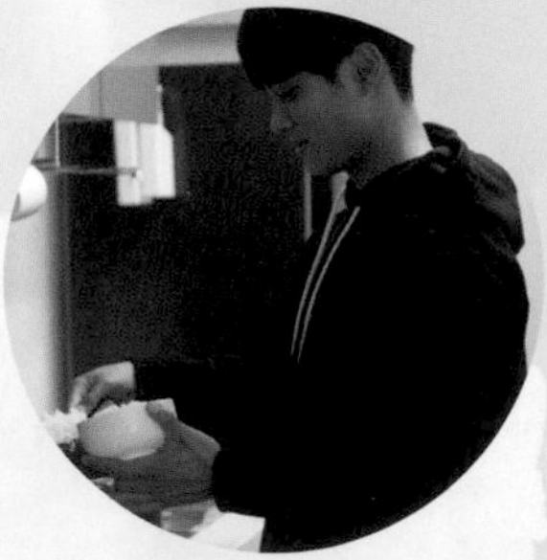

好像很多人認為健身時「碳水化合物是 NG 的」，但其實為了要把身體練壯，好好攝取碳水化合物是非常重要的。我也是會大口大口吃下 1 大碗白飯的。

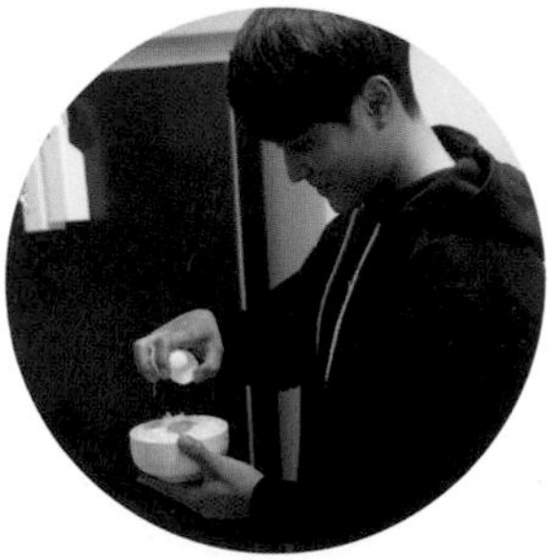

只要裝滿白飯，在正中央打上 1 顆蛋就完成了。我每天都吃，已經可以單手打蛋了！雞蛋和雞肉一樣，會趁特價時在超市一次全部買齊。

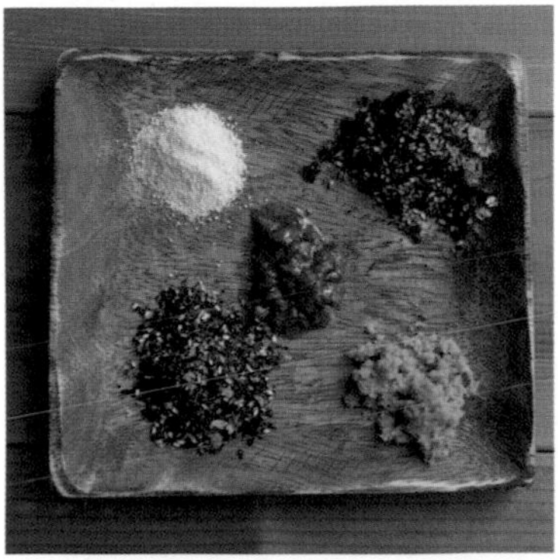

用好吃的「下飯小菜」來搭配生雞蛋拌飯。鹿尾菜、海苔香鬆、鮭魚鬆、雞肉鬆都是我的常備品，每天依照心情做搭配。

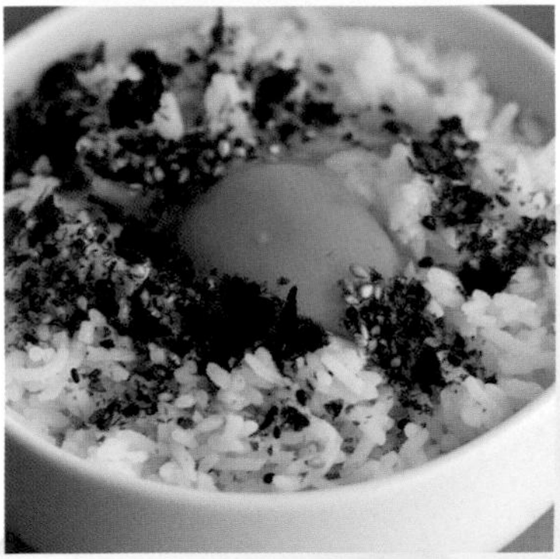

近期我最喜歡的組合是「柴魚醬油＋海苔香鬆＋少許顆粒雞粉」，把這些食材充分混和，真的好吃到不行，大約煮 1 杯份的米都可以瞬間吃光光。請大家也一定要試試看！

實際上是加熱後比較好吸收，但我還是喜歡生蛋！

對鍛鍊肌肉的人、減重的人來説，雞蛋是不可或缺的食材之一，既可以輕鬆補充蛋白質，又容易購得，價錢也實惠，也被大家稱為完全營養品。

大多數在健身中的人，以水煮蛋的方式食用是最大宗。由於加熱後的雞蛋較容易吸收，所以像我一樣吃生雞蛋拌飯的人……應該是非常少見。

既然如此，為什麼我還要吃生的呢？這完全是因為「喜好」。我真的非常喜歡生雞蛋拌飯，就算吸收力多少會下滑一些，我也不在意！（笑）

這裡要注意的是，我吃的白飯不是白米，而是「茉莉香米」，這是在泰式料理會使用到的細長米，由於它的 GI 值低，所以食用後不易造成血糖上升。雖然它有種獨特的香味，但我很喜歡，每天吃都不會膩喔。

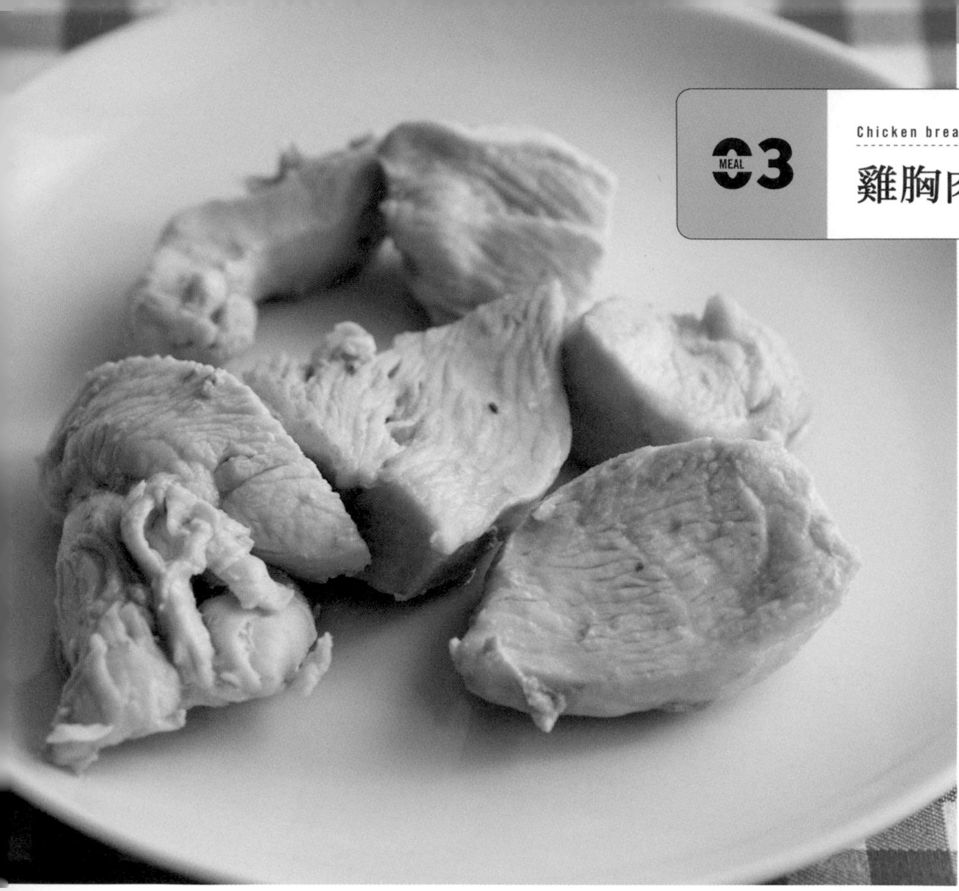

MEAL 03 Chicken breast
雞胸肉

藉由將雞胸肉調整為飲食的重心，就能打造減脂增肌的體格！忙碌的時候我會簡單用柴魚醬油來煮雞胸肉，再大口配飯。不喜歡乾柴口感的人可以嘗試搭配生雞蛋，會較容易入口。

雞胸肉是高蛋白質 ‧ 低脂肪 ‧ 低卡路里的最強食材！

高蛋白質、低脂肪、低卡路里的雞胸肉，對於想增加肌肉的族群來說是最強食材。我也藉由積極攝取雞胸肉，達到了減脂增肌的效果。

在減量時期我每天都固定吃雞胸肉，目標是「1 日 400g」。連續實行 90 天的「雞胸生活」後，我成功讓身體瘦出不錯的線條。

市面上有許多熱銷的雞肉沙拉，但我因為想省錢，所以都是自己下廚。一次購足划算的 2kg 入大包裝，再以 1 份 400g 分裝，放進冷凍庫保存。一次料理 1 天的分量，分成幾次食用完畢。

單純想攝取蛋白質的話，乳清蛋白也是一個選擇，但可能會有餓肚子的問題，所以如果能確實攝取一些肉類的話，也比較能達到飽足感。

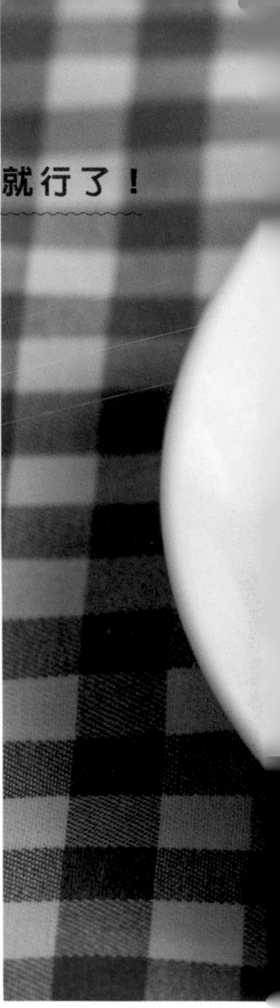

只需要用柴魚醬油煮就行了！

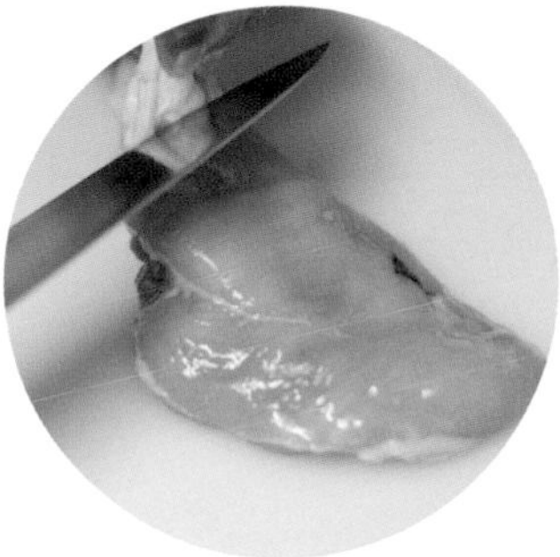

因為我想避免攝取多餘的脂肪，所以我會將雞皮及脂肪去除乾淨，接著再切成方便入口的大小。先完成這些步驟後再冷凍，之後的調理也會變得輕鬆。記得時常磨刀，讓刀鋒能保持銳利。

將切好的雞肉放入鍋中，倒入不需稀釋的柴魚醬油。非常簡單對吧（笑）。我一次就會煮好 1 天的分量 400g，再分成幾次食用。

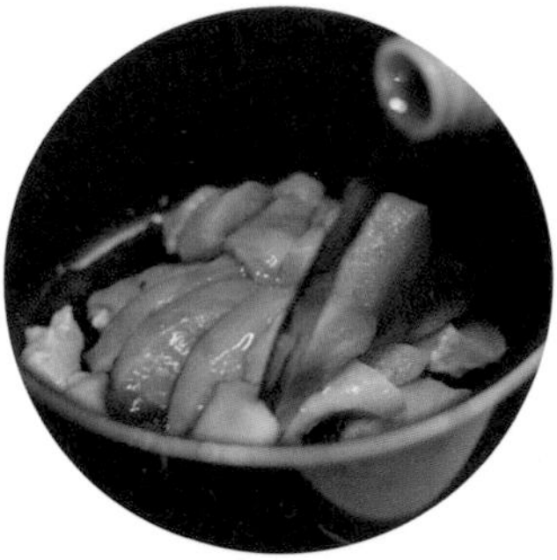

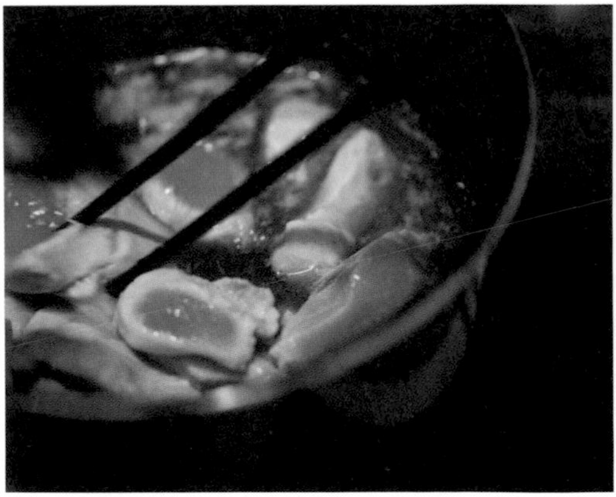

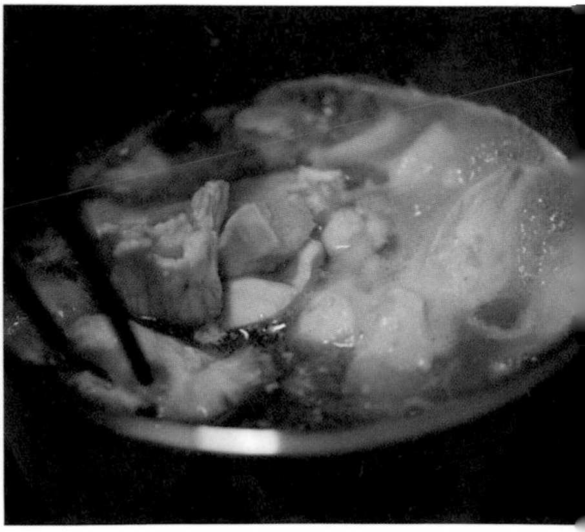

接著就是等它煮熟，不曉得這稱不稱得上是料理……（笑）。有些較嚴謹的人也會計算調味料的分量，但我不太在意調味料的卡路里，所以都是隨意地加。

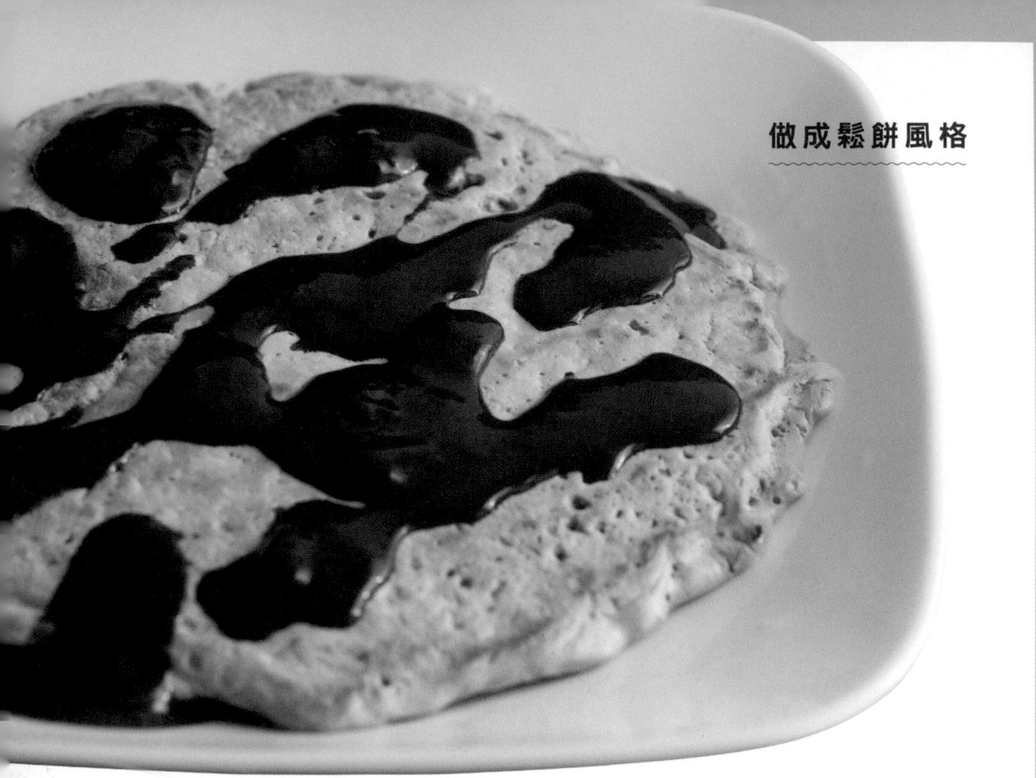

MEAL 04

Oatmeal

燕麥片

燕麥片就是燕麥去殼加工後的一種穀片，富有食物纖維、鐵質、維他命 B1，是非常受歡迎的營養食品。多花些功夫把它做成像鬆餅一樣，會一口氣變得更容易食用喔。

最適合用來解決便祕問題的低醣點心

我都是透過營養補充品補充維他命和礦物質，坦白說其實很少吃蔬菜呢，也因此容易造成膳食纖維缺乏的問題……特別是減量期就很常便秘。

這時候派上用場的，就是最近非常受歡迎的「燕麥片」。燕麥片既有豐富的膳食纖維，也可攝取到維他命 B1、B2、鐵質、鈣質，同時它的醣類含量較低，在減重時期能放心食用也是它的魅力之一。

雖然淋上牛奶之類的東西後直接吃就可以了，但不習慣這樣吃的人可能會不太容易食用……我自己常用的方法是把它做成燕麥片鬆餅，加上乳清蛋白、蛋和水，充分攪拌後煎熟，當作點心來吃。不只是帶顆粒的口感很棒，還有一個優點是能同時補充蛋白質，比起使用坊間賣的鬆餅預拌粉和牛奶，也能抑制卡路里的攝取。大家也可以試著做做看喔。

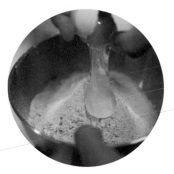

①在碗裡放入 80g 燕麥片和 20g 乳清蛋白粉，再打入 1 顆雞蛋。分量我都是用目測的（笑）。乳清蛋白推薦香草或巧克力口味的。

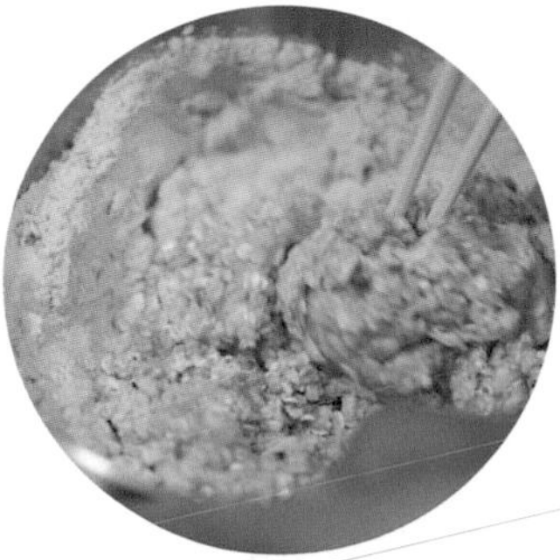

②加入足夠讓材料充分融合的水，仔細攪拌。乳清蛋白已經有甜味了，所以不需要再加砂糖。為了盡可能減少脂質，我會用水取代牛奶。

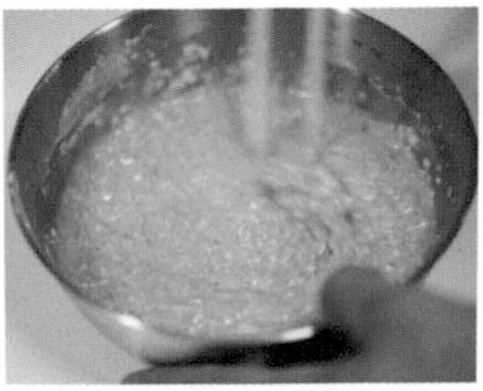

③仔細攪拌至乳清蛋白粉溶化就 OK 了！記得檢查有沒有結塊喔。如果覺得麵糊太稀了，就再追加燕麥片。這樣做起來大約是 1 片的分量。

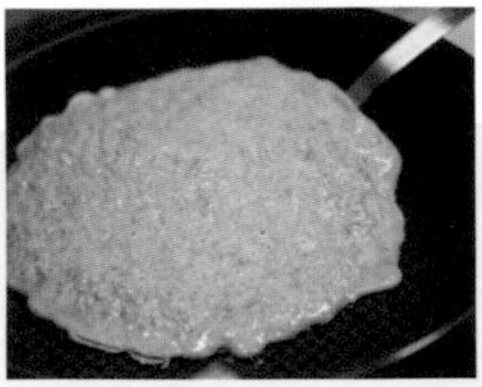

④將麵糊倒入平底鍋內，以小火慢慢煎，不使用奶油或沙拉油。等到麵糊冒泡、麵糊的邊緣逐漸凝固後再翻面，將另外一面煎熟。

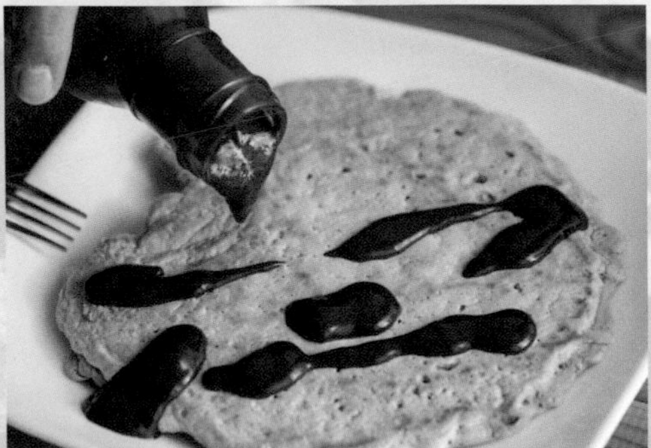

⑤煎好後盛盤，淋上零卡的巧克力醬或楓糖醬。想吃甜食又在意卡路里的時候……吃這種點心最適合不過了。

照片是我房間內專門放營養補充品的棚架，為了拍攝影片跟大家分享，我會積極地嘗試許多不同種類的營養品。當中我主要喝的是「PhD」的商品。相較之下便宜，且是以運動科學為基礎開發的，所以可以安心飲用。

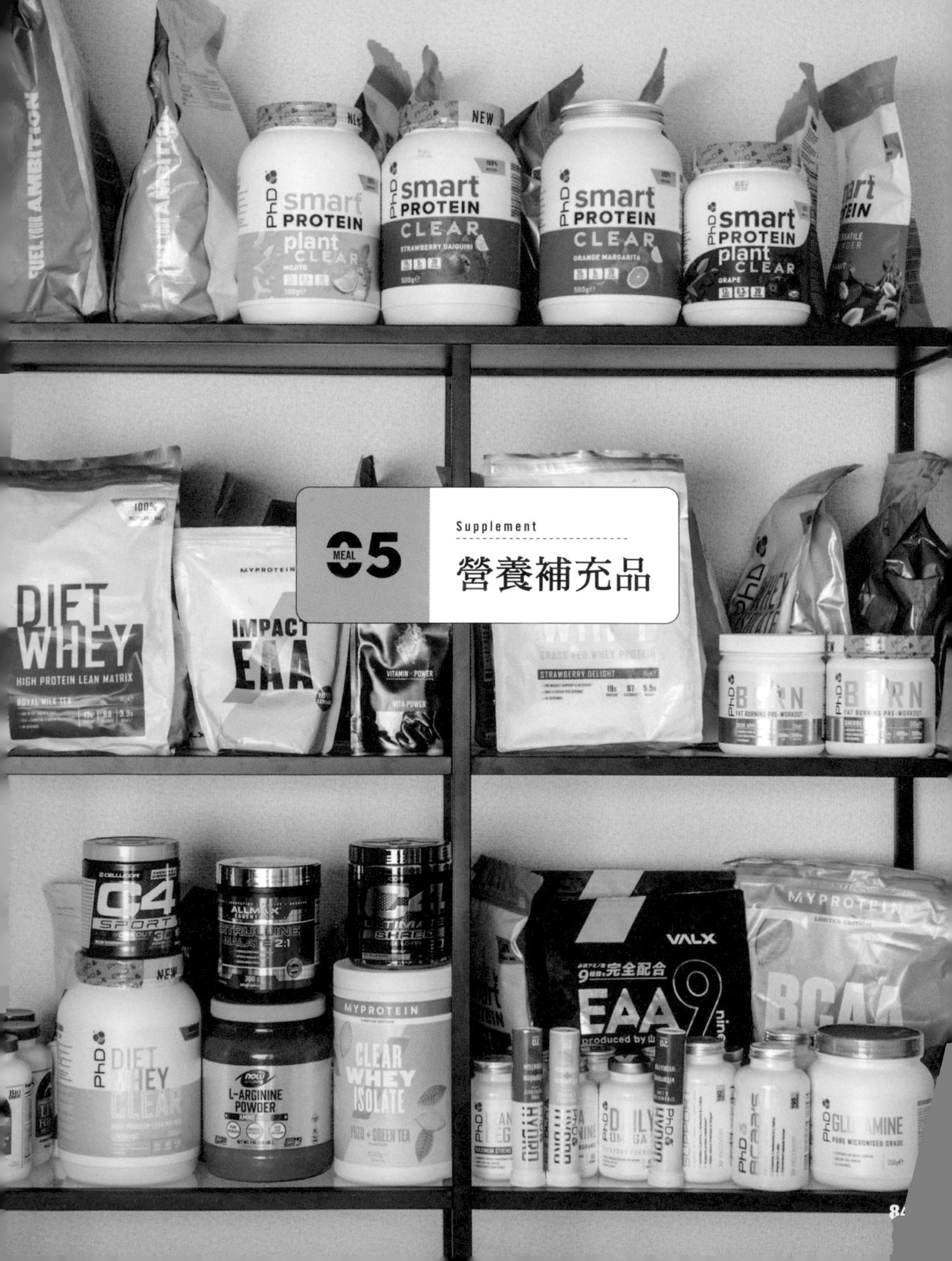

MEAL 05

Supplement

營養補充品

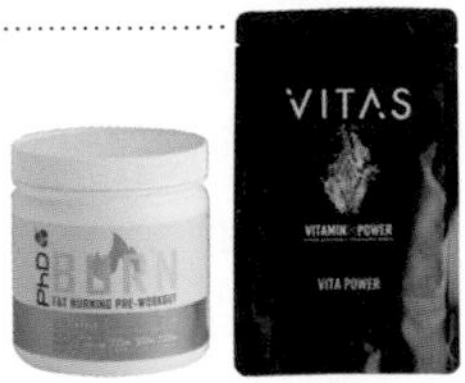

【燃脂系補給品與鐵・鋅】

這是我在起床後會馬上喝的兩種補充品。「PhD BURN」含有咖啡因及 L- 肉鹼，可有效幫助燃燒脂肪。「VITAS」是維他命、瑪卡、鋅、鐵的複合補充品，可在減量期間補足容易缺乏的營養素。

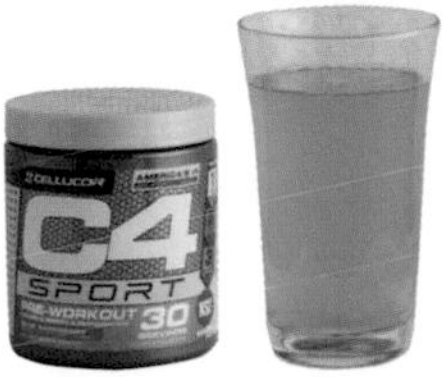

【Pre-workout 補給品】

去健身房運動前喝的 Pre-workout 補充品。我常喝的是含有咖啡因、精氨酸、瓜氨酸的「Cellucor」的商品。由於可提升代謝、幫助血液循環，因此肌肉也比較容易變得精壯。

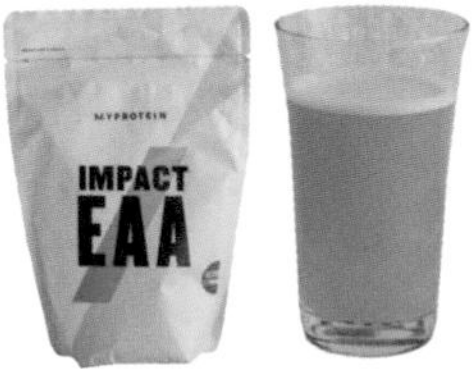

【EAA】

這也是在健身前會喝的營養補充品。我常喝的是「Myprotein」的「IMPACT EAA」，當中富含人體無法自然生成的 9 種必需胺基酸，是健身與維持肌肉不可或缺的。

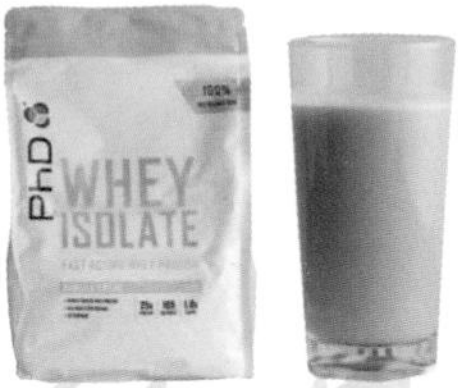

【乳清蛋白】

鍛鍊後或就寢前喝的乳清蛋白，我最喜歡英國廠牌「PhD」的商品，平常都會在他們的官方網站一次購足。照片是香草口味的，但為了不要喝膩，我會買多種不同的口味替換。

用對方法攝取即可提高健身效果

要補足單靠飲食無法攝取的營養素，營養補充品就非常重要了。用對方法攝取營養補充品，除了可調節身體狀態，又可達到雕塑身型的效果。

很多剛開始接觸健身的人會問我「不知道該喝哪一種營養品」，要從基本的營養品開始舉例的話，就屬乳清蛋白了。

蛋白有分乳清、酪蛋白、大豆……等種類，我最常攝取的是乳清。雖然這只是我個人的感覺，但我覺得乳清蛋白最能幫助增肌、身體會變得更輕盈，整體狀況也會變好。

維他命或鋅、鐵容易攝取不足的人，也要多攝取這方面的營養品。欠缺這部分的營養的話，在健身時會很容易感到疲勞。

不過適合自己的營養品因人而異，這些我平常喝的補充品也僅供參考，請試著找出適合自己的營養補充品喔。

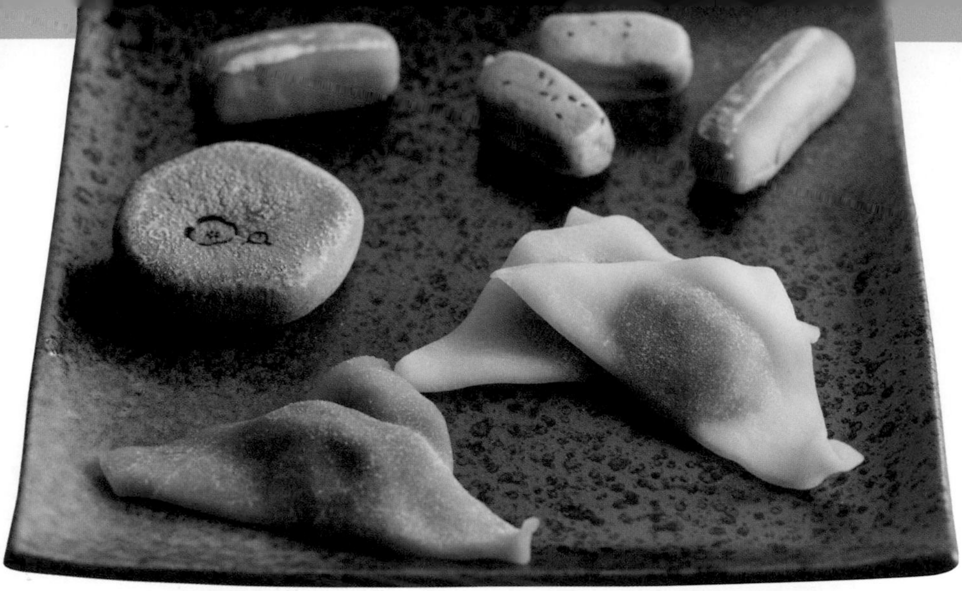

MEAL 06

Japanese sweets

和菓子

在減重時期若想吃點甜食，比起西式甜點，我更推薦和菓子！脂質少，吃了對於減重也不會有太大的影響。只要少量就能得到滿足感，這就是和菓子的強項。

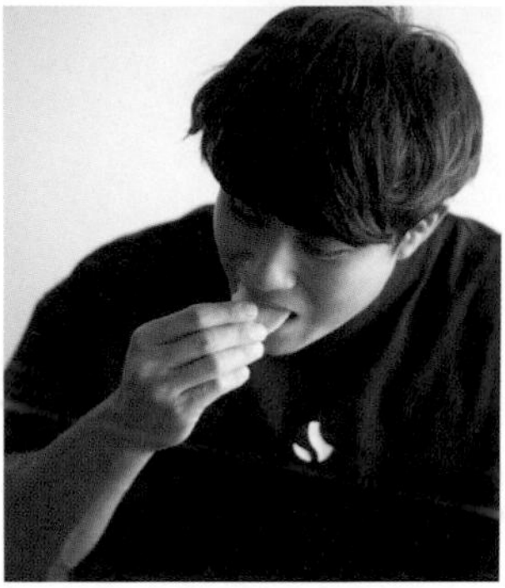

脂質少的和菓子是減重時期的最強搭檔

我本來就非常喜歡吃甜食。說真的，其實我是非常想要吃巧克力、甜甜圈的，偶爾當作給自己的獎勵還好，但每天吃就真的 NG 了。

這時候的好搭檔就是和菓子了。和菓子相較於西式甜點來說脂質是比較少的，所以在減重時期，無論如何就是很想要吃甜食的時候，比起蛋糕或冰品，選擇和菓子會更好。

萩餅、日式甜饅頭、銅鑼燒、生八橋、醬油糰子……等，這些甜食的脂質都很低，吃了不太會有罪惡感。

至於搭配的飲品，沒錯，就是抹茶口味的乳清蛋白！（笑）

當然，你也可以堅持「因為我想減重，所以我絕對不碰甜食！」，只是這樣很容易會累積壓力，只要徹底執行「要吃就要動！」，就算吃和菓子也 OK 的。

MEAL 07 Spirits 蒸餾酒

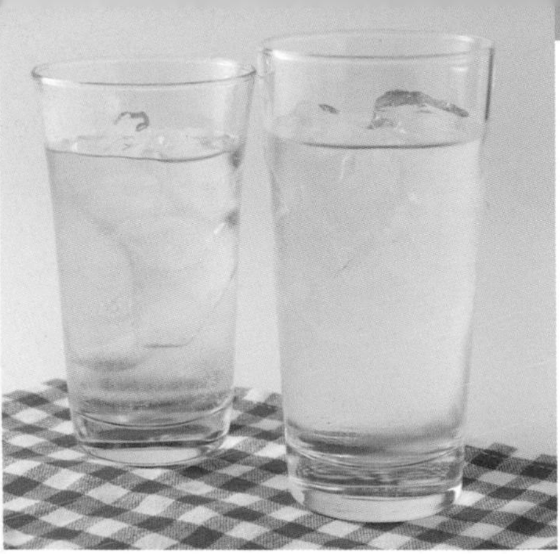

對比啤酒、葡萄酒、日本酒之類含有醣質的「釀造酒」，威士忌或是燒酎這類的「蒸餾酒」就是低醣質的，飲用後也不容易造成血糖上升。

和朋友喝酒就選擇低卡．低醣質的蒸餾酒

我待在家裡的時候幾乎是不喝酒的，只有偶爾跟朋友外出時會喝。不過我並不是不喜歡喝酒喔，我也曾經在喝酒喝到醉歪的情況下，一邊進行 YouTube 的 Q&A 企劃（笑）。

我在喝酒時會比較留心的，就是要選擇 Highball 或是檸檬沙瓦這類的「蒸餾酒」。選用來搭配的也不是果汁或可樂這類的含糖飲料，而是零卡的氣泡水。

還有，我認為只要避免喝醉之後吃過多的下酒菜，其實是不太需要戒酒的。

COLUMN

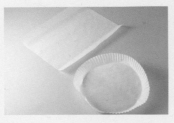

關於飲食，最重要的就是低脂！

低脂飲食指的是減少攝取脂質的一種減肥法，也是所謂的「去油減肥」。藉由去除脂質減少攝取卡路里，就能確實幫助減重。

去除脂質自然就會瘦下來！

減肥的方法與概念五花八門，而我目前實踐的是去除脂質的「低脂減重法」。會以和 子取代西式甜點、以白飯代替麵包，也是因為這些食物脂質較低的關係。在喝乳清蛋白時，也會以水或是低脂牛奶取代一般的鮮奶。

此外，我在料理時會選用不必倒油的氟素加工樹脂不沾鍋，或是在鍋內鋪 1 層烘焙紙（如照片所示）。淋醬也會選擇無油的產品。

HISTORY COLUMN

Naasuke

Naasuke's HISTORY

歷經全心投入棒球的少年時代，成為肌肉鍛鍊題材 YouTuber。在此與各位分享我的成長歷程以及嶄新的夢想。

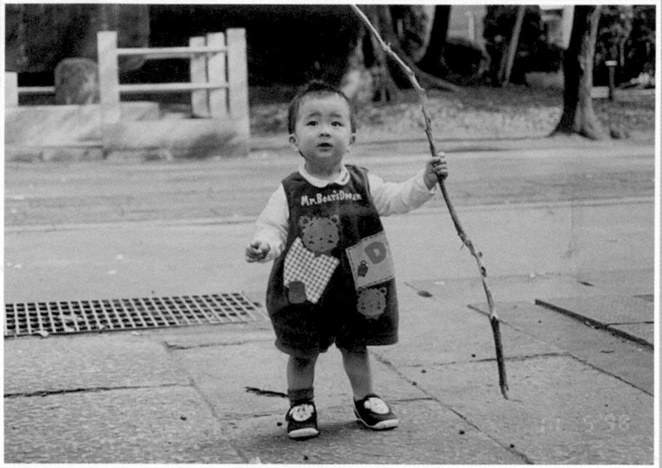

1999 年 | 1 歲半

1997 年，我誕生於埼玉縣的雙薪家庭。從小就好奇心旺盛的我，總是在大自然裡四處跑跳。

我是在埼玉縣出生的，出生於1997年的11月，現在24歲。我有1個長我4歲的姊姊，以及小我4歲的弟弟，我們的感情到現在都還是很好。小時候的我大概可以算是很皮的小孩吧，喜歡惡作劇，對許多事情都充滿好奇心。我家附近被大自然包圍著，我還記得和弟弟經常一起到處跑跳玩耍的畫面。或許就是因為這樣的環境，造就了喜歡活動身體的我。

我的父親雖然是一般的上班族，但他曾經夢想成為職業棒球選手，後來也擔任我們當地少年棒球聯盟的教練。正因為如此，我也很自然地覺得「我要當棒球選手！」，並加入那支球隊。因為父親是教練，所以不只是在球隊的時候，我回家後也不間斷地練習。雖然因此沒時間和朋友一起玩電動，但打棒球還

一口接一口
吃下去囉！

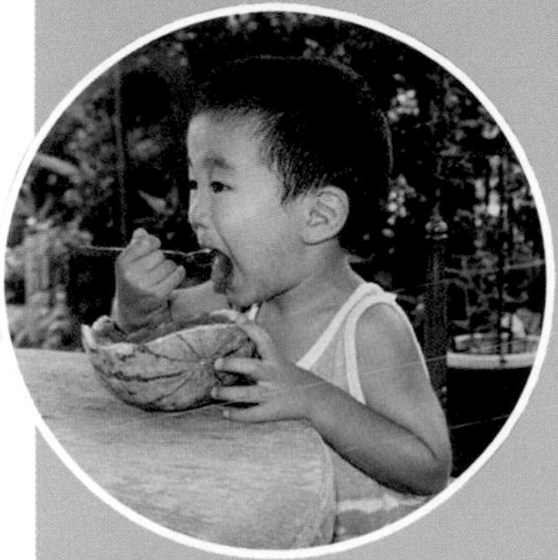

2001 年 | 3 歲

一口氣吃掉半個西瓜！這應該是在暑假玩剖西瓜時的照片吧？我從這時候開始就很擅長活動身體了。

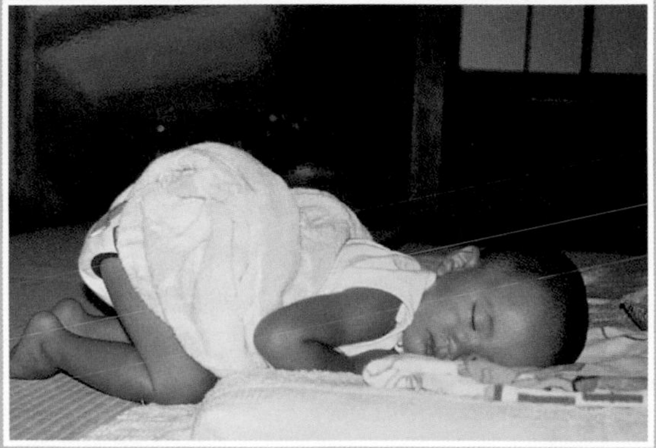

2000 年 | 2 歲

到處玩耍，玩累了就睡……重複這樣的循環。看我用這樣的姿勢睡著，鐵定是非常累吧（笑）。

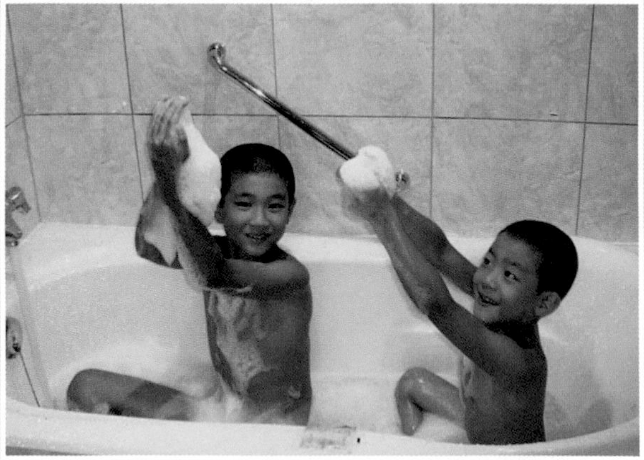

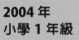

2004 年 小學 1 年級

我和小我四歲的弟弟感情超級好，我們總是玩在一起。一直到現在我要參賽時，他也都會協助我。

是很開心的事。

當時的我骨瘦如柴，身高也不高，但日本的棒球是看重技能大於力量的。一旦知道嬌小的我也可以在這個世界發展，我練習的時候就覺得很開心，即使要花上許多時間也不會覺得辛苦。

即便如此，父親還是不斷叮嚀我「要多吃飯才會長大」，只是當時的我實在吃不多，一直到高中時代都是瘦瘦的。雖然還只是個孩子，但我心裡一直有個「好想變強壯啊」的念頭……

或許就是當時心裡那股「想改變體格」的強烈心志，引領我進入了現在的活動領域吧。

2014 年 | 高中 2 年級

在高中當上棒球隊的隊長！當時的我很在意自己矮小的身材，為了讓身體變強壯，努力吃了很多東西。

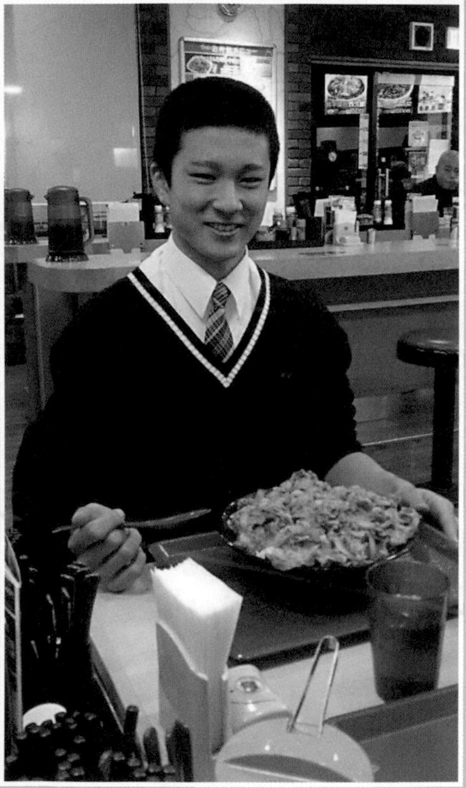

在少年棒球聯盟
參加全國大賽！

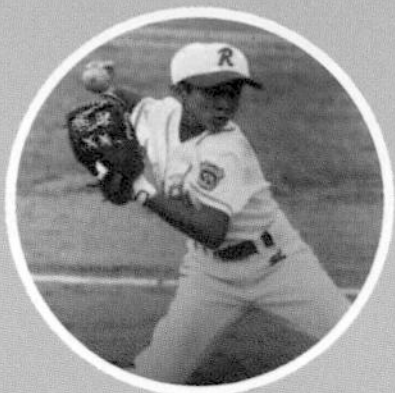

2007 年 | 小學 4 年級

加入我們當地少年棒球聯盟的球隊，開始了熱衷於棒球的每一天。我的守備位置是二壘手，也有參加過全國大賽！

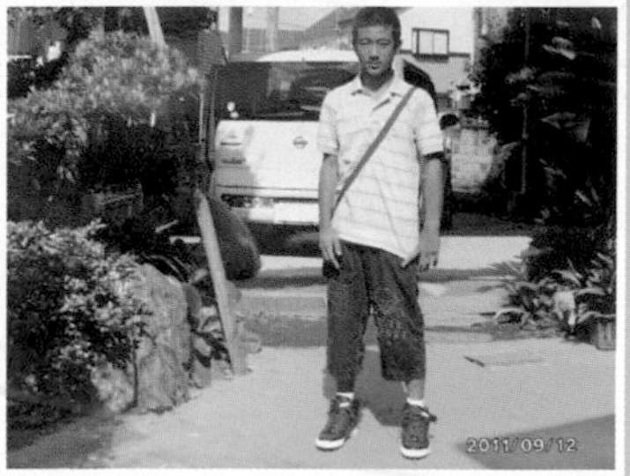

2011 年 | 國中 2 年級

我在國中也隸屬青少年棒球聯盟，持續專注在棒球這條路上，甚至週末也都忙於練習及比賽，幾乎沒有玩樂的時間……

國中時期的我一面擔任學生會長，一面過著在少年棒球聯盟裡勤練棒球的生活。雖然我不算是具有領導能力的人，但我喜歡與人接觸，很幸運地身邊也總是有許多好夥伴。即使站在前頭的我很笨拙，但周圍的人都非常願意支持我，因此能將事物導向成功的方向。這一點到現在也沒有改變，是我的優勢。

不過就在國中時期，我體會到人生第一次的挫敗。我在國中的這3年期間，因為身型瘦小的緣故，一直沒有辦法成為正式球員，這樣的打擊甚至讓我想放棄棒球了，但父親鼓勵我「你在這裡放棄的話，以後如果遇到什麼困難的事，你也會很難堅持下去喔」。雖然我還是勉強自己撐過來了，但明明無法上場比賽，每個周末卻還是得練習，

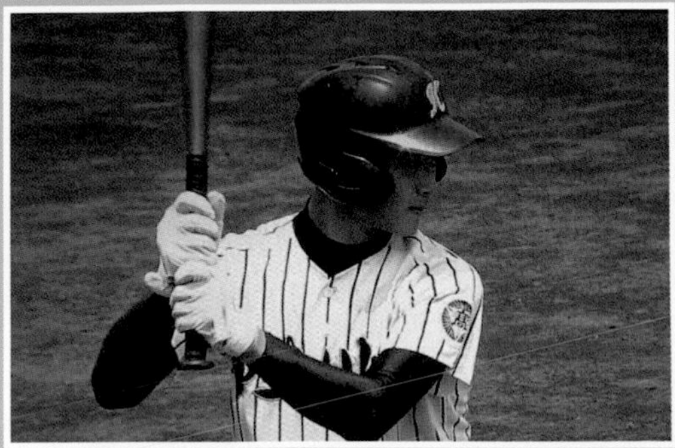

2015 年 | 高中 3 年級

地方預賽時也有電視轉播。因為我讀的高中沒有參加過甲子園的經驗，所以比賽時我一心抱持著「由我來帶大家去！」的意念。

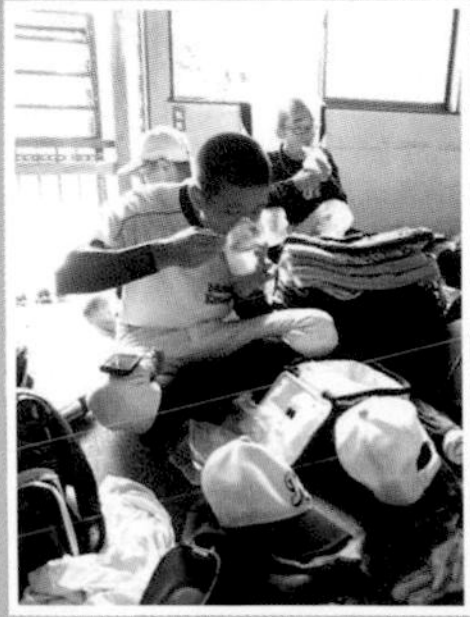

2013 年 | 高中 1 年級

進入父親的母校就學。身為棒球隊的隊長，這三年完全奉獻給了高中棒球。

我真的很喜歡棒球！

2016 年
大學 1 年級

就讀理科類的大學。想說應該不會再碰棒球了吧……結果還是很想打球，所以加入了軟式棒球隊（笑）。

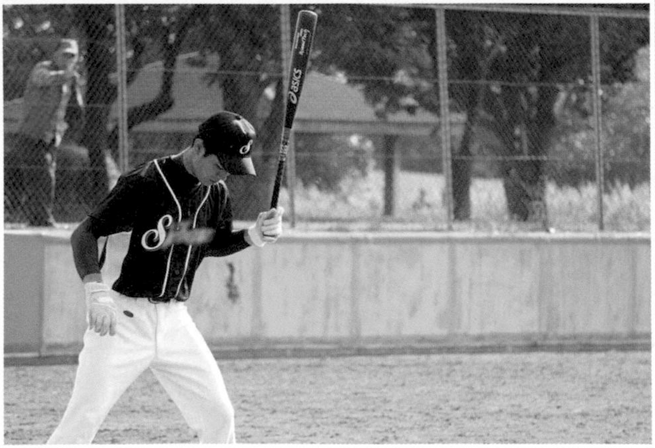

真的很讓人意志消沉。

直到高中，我好好地吃飯、也盡我所能努力練習，終於得到教練的認可，在1年級獲得出場比賽的機會、2年級進入選手席，並在3年級當上隊長！

人生第一次喝乳清蛋白也是在這個時候，感覺到體格稍微精壯了一些。我的夢想是打入甲子園，但結果是在4強止步……當時的我自認幾乎是為了這一切賭上我的人生了，所以比賽結束後就哭到停不下來。

雖然我非常喜歡棒球，但也經歷了很多艱難的事，所以內心決定大學時期就別碰棒球了，結果最後還是進了軟式棒球隊。我終究是離不開棒球的啊（笑）。

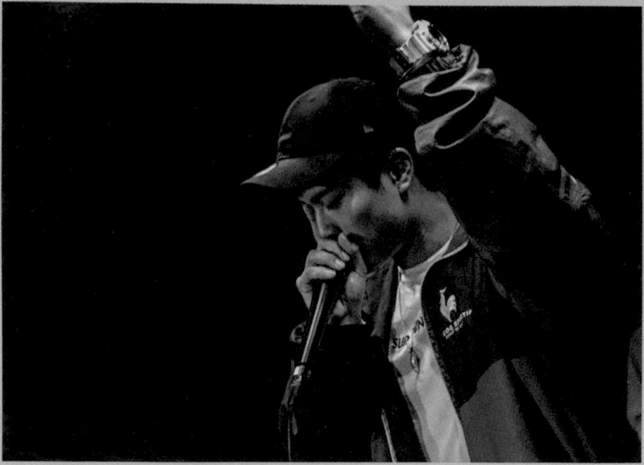

2017 年｜
大學 2 年級

其實我在高中時期很喜歡音樂，甚至迷上了人聲敲擊（Vocal percussion）。我同時也加入人聲樂團社，度過非常充實的大學生活。

＼ **領悟到雕塑身型的樂趣！** ／

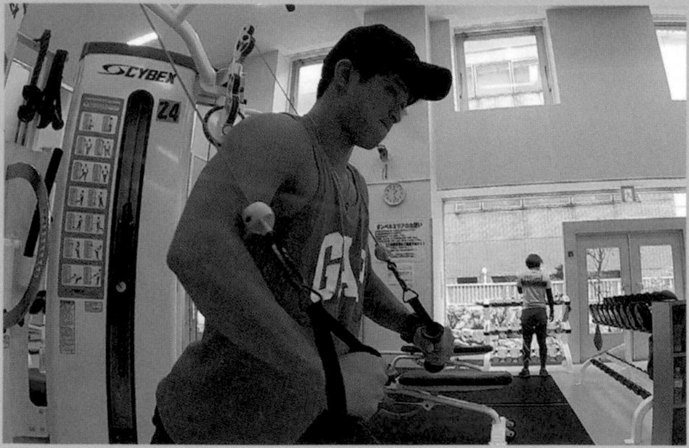

2018 年｜
大學 3 年級

開始到一直很感興趣的健身房打工，也體會到身體持續變化的樂趣及喜悅。

我人生的一大轉折點，就是大學時期開始在健身房打工。健身過程中，對於自己體格快速地變化也感受到樂趣，於是從2020年開始在社群網站或YouTube發布健身的成果……在這當中得到許多回饋，於是除了自己以外，也希望能帶領許多人一起改造體格。

我現在的夢想，是和同伴們一起打造「全日本對初學者最友善的健身房」，是一間無關年齡、性別，不論是誰都能安心來運動的健身房。

在體格上沒有太多先天優勢的我，也可以練就現在的身型，因此我希望能讓更多人知道，「只要堅持下去，就能看到這麼大的改變喔」。

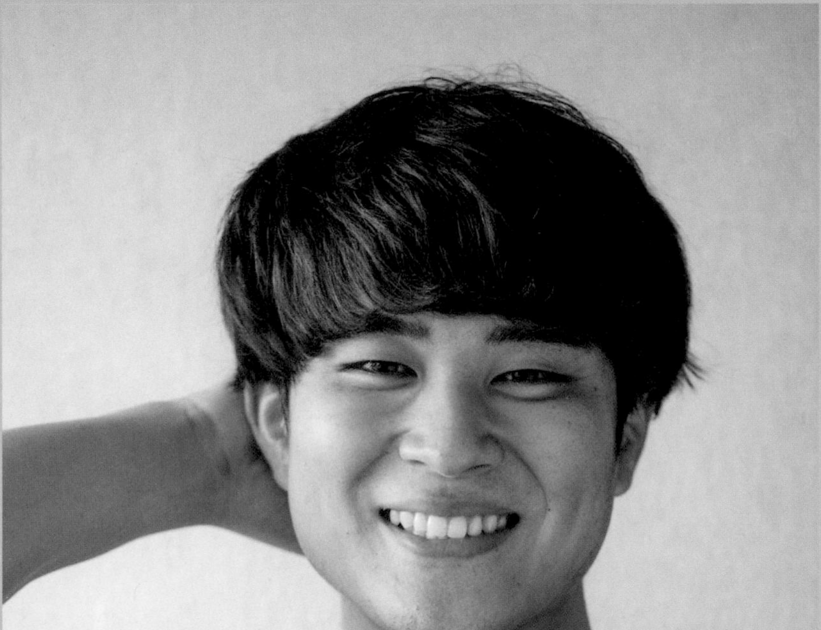

2022年

20

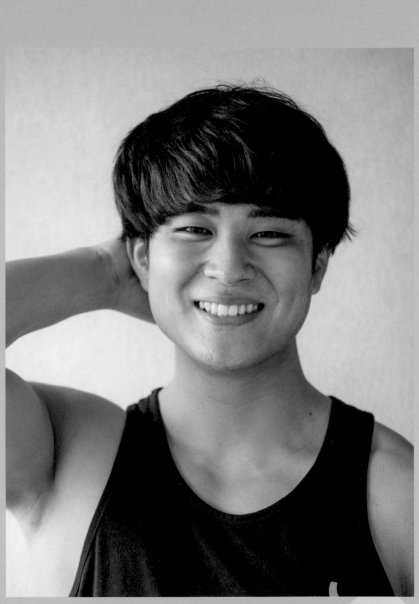

Naasuke Fitness

YouTube「NaasukeFitness」是什麼？

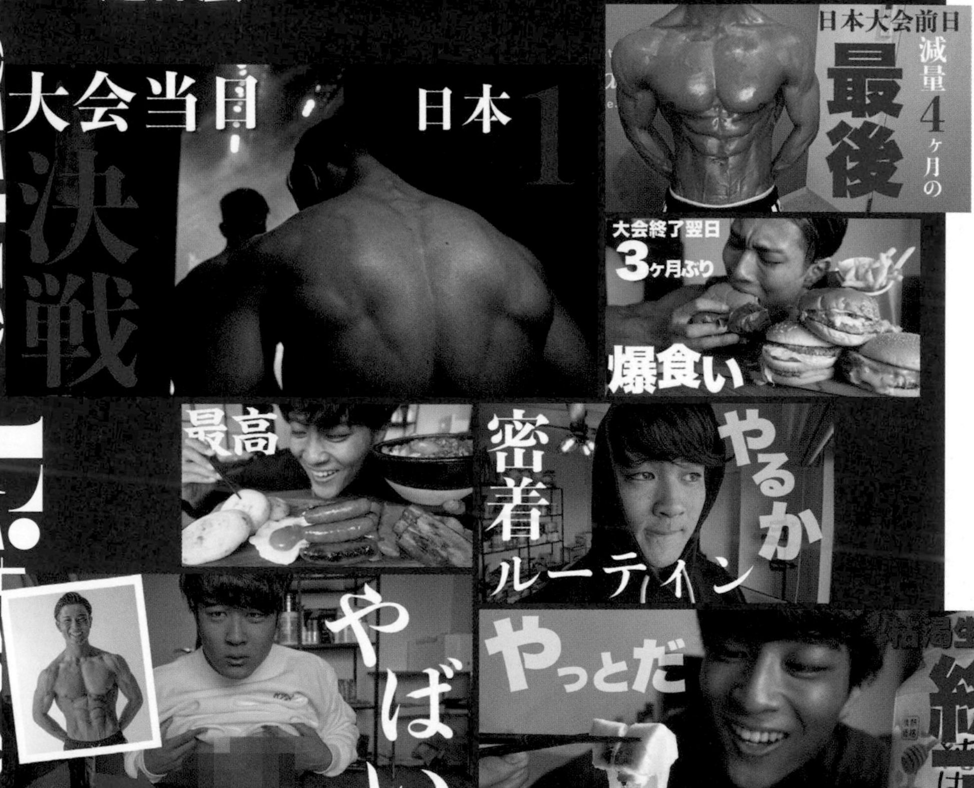

介紹許多 提升動力的運動與飲食方法！

2020 年 8 月開始的「なーすけ Fitness」，頻道中介紹許多最適合雕塑身型的肌肉鍛鍊法與飲食。Naasuke 的理念就是不勉強自己，快樂地堅持下去。有許多人受到他的言行鼓勵，在訓練上也變得更有動力，截至 2023 年底，訂閱人數已達到 64.4 萬人！

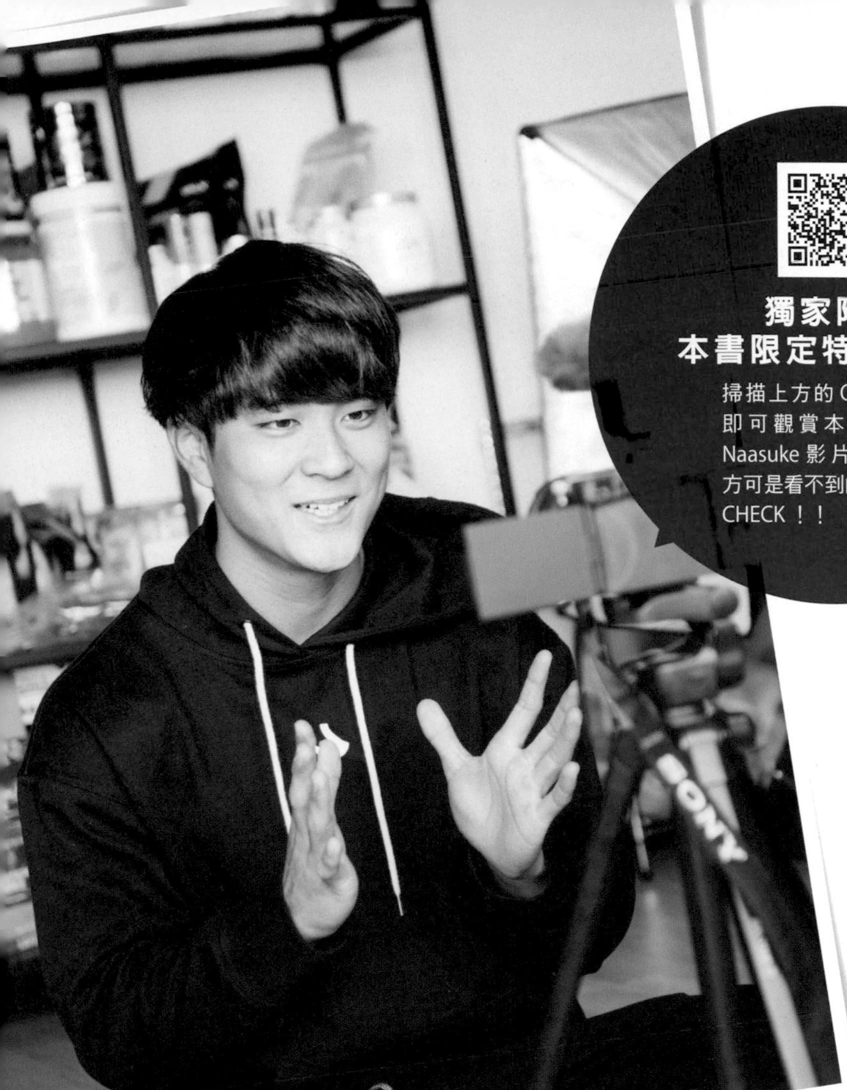

獨家附贈
本書限定特典影片！

掃描上方的 QR CODE，即可觀賞本書限定的 Naasuke 影片，其他地方可是看不到的！請務必 CHECK！！

作者

Naasuke（なーすけ）

YouTuber

1997年出生於埼玉縣。從小學到大學都是棒球隊的成員。高中時期以甲子園為目標，亦擔任棒球隊的隊長。大學3年級開始在健身房打工，體會到雕塑體態的樂趣。2020年4月進入職場，並於同年8月於YouTube開始經營「なーすけFitness」頻道。

TITLE

NAASUKE 獨門肌肉鍛鍊術：提升訓練動力的法則

STAFF

出版　瑞昇文化事業股份有限公司
作者　Naasuke
譯者　曾亞雯

創辦人 / 董事長　駱東墻
CEO / 行銷　陳冠偉
總編輯　郭湘齡
責任編輯　徐承義
文字編輯　張聿雯
美術編輯　謝彥如
校對　于忠勤
國際版權　駱念德　張聿雯

排版　曾兆珩
製版　明宏彩色照相製版有限公司
印刷　桂林彩色印刷股份有限公司

法律顧問　立勤國際法律事務所　黃沛聲律師
戶名　瑞昇文化事業股份有限公司
劃撥帳號　19598343
地址　新北市中和區景平路464巷2弄1-4號
電話　(02)2945-3191
傳真　(02)2945-3190
網址　www.rising-books.com.tw
Mail　deepblue@rising-books.com.tw

初版日期　2023年12月
定價　380元

國家圖書館出版品預行編目資料

NAASUKE獨門肌肉鍛鍊術：提升訓練動力的法則 = Naasuke training / Naasuke著；曾亞雯譯. -- 初版. -- 新北市：瑞昇文化事業股份有限公司, 2023.12
96面；　21x14.8公分
ISBN 978-986-401-691-4(平裝)
1.CST: 健身運動 2.CST: 運動訓練 3.CST: 肌肉

411.711　　112018066